get it 轻知

U1017606

糖尿病

食养+中医调理

陈企望/主编

吕　月/副主编

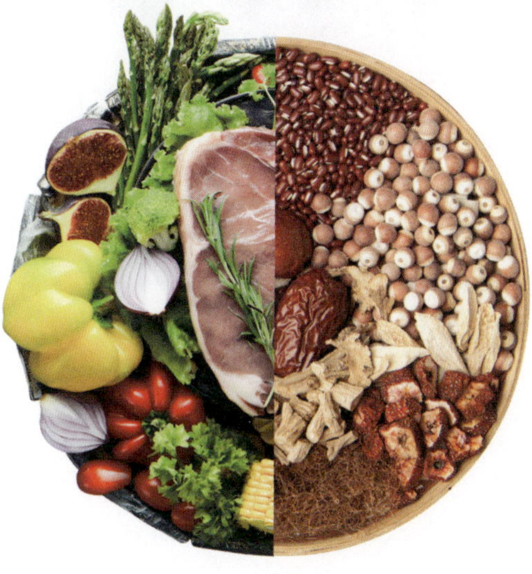

中国轻工业出版社

图书在版编目（CIP）数据

糖尿病食养 + 中医调理 / 陈企望主编；吕月副主编 .
北京：中国轻工业出版社，2025.5. —ISBN 978-7
-5184-5462-4

I. R247.1

中国国家版本馆 CIP 数据核字第 202501X3A6 号

责任编辑：何　花　　责任终审：劳国强　　设计制作：悦然生活
策划编辑：付　佳　何　花　　责任校对：朱　慧　朱燕春　　责任监印：张京华

出版发行：中国轻工业出版社（北京鲁谷东街 5 号，邮编：100040）
印　　刷：北京博海升彩色印刷有限公司
经　　销：各地新华书店
版　　次：2025 年 5 月第 1 版第 1 次印刷
开　　本：710 × 1000　1/16　印张：11.5
字　　数：180 千字
书　　号：ISBN 978-7-5184-5462-4　定价：49.80 元
邮购电话：010-85119873
发行电话：010-85119832　010-85119912
网　　址：http://www.chlip.com.cn
Email：club@chlip.com.cn

232391S2X101ZBW

前言

《中国居民营养与慢性病状况报告（2020 年）》显示，我国成年居民糖尿病患病率为 11.9%，糖尿病前期检出率为 35.2%，其中 2 型糖尿病是主要类型，50 岁以上人群患病率更高。长期慢性高血糖可导致眼、神经、肾脏和心血管等组织器官的损害而出现一系列并发症，严重危害人体健康。

那么，患上了糖尿病应该怎么办？我们认为，纠正不良生活方式，践行合理膳食和积极运动，是预防和控制糖尿病发生、发展的有效手段。

成人糖尿病患者食养原则和建议

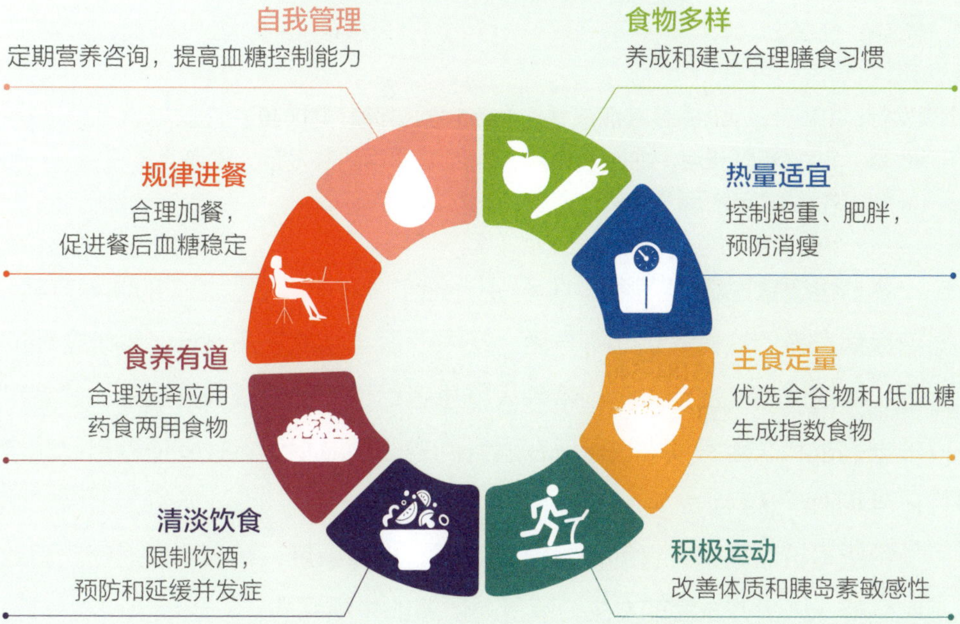

糖尿病食养从这四点着手效果好

滋阴

糖尿病的主要症状有消瘦和口渴，在中医看来其实就是阴虚和内热。因此，就需要适当多食滋阴清热的食物，如莲藕、白萝卜、冬瓜、百合、枸杞子、黑芝麻等。

益气

脾主运化，一则运化水谷精微至四肢百骸，一则运化水湿。如果脾气亏虚，脾胃的运化功能减弱，很容易形体肥胖却总感觉疲劳；或虽多食，却因胃强脾弱，气血生化乏源，而渐趋消瘦。因此，对脾气不足、正气虚衰的糖尿病患者应益气健脾，日常可适当选择山药、白扁豆、红枣、黄芪、人参等。

化湿

中医有句话叫“湿邪困脾”，意思是湿气会把脾困住。脾主运化，湿气重了，脾的功能就弱了，不能正常运化水谷精微，血糖自然就高了。因此，糖尿病患者日常应适当食用红豆、冬瓜、鲤鱼、茯苓等。

活血

血瘀是糖尿病并发症产生的关键。建议通过活血来降低血液黏滞度、血脂水平等，从而帮助预防并发症。推荐大家日常选用木耳、洋葱、蘑菇、党参、当归等。

本书强调糖尿病须“辨证”，分别介绍了 3 种不同证型相应的调养方案；对糖尿病患者的饮食、运动等方面，从中西医结合的视角进行了系统全面的介绍；对糖尿病并发症患者和特殊人群患者给出了血糖调养方法等。读者可以根据需求和兴趣阅读，也可以在遇到问题时随时查询，找到适合自己的个性化自我管理方案。

希望每位糖尿病患者都做好饮食管理、规律锻炼，积极配合治疗，有效控制病情，减少并发症的发生，享受高质量的生活品质。

注：本书中所有食谱都是 2~3 人份。

目录

第一章 厘清关键问题，深入浅出教你科学控糖

如何早期发现糖尿病的蛛丝马迹 …14
糖尿病的危险程度自测 …14

如何看懂糖尿病化验单 …16
糖尿病的诊断标准 …16

失眠引起血糖波动，怎么办 …17

饮食控制就得忍饥挨饿吗 …18

无糖食品可以随便吃吗 …18

为了控制多尿，要少喝水吗 …19
鼓励多喝水 …19
少量多次饮水 …19

工作忙、外食多的患者应该怎么吃 …20
吃饭记得按时按点 …20
点菜做到心中有数 …20
饭后不妨遛遛弯 …20

第二章 掌握食养要点，稳血糖、不得并发症

中医控糖饮食要点 …22
饮食有节：节制饮食，适寒温 …22
五味调和：五味调和，营养均衡 …22
顾护脾胃：清淡饮食，注意饮食宜忌 …23

营养学控糖黄金原则 …24
食物多样，合理膳食 …24
热量适宜，控制超重、肥胖和消瘦 …24
主食定量，优选全谷物和低血糖生成指数食物 …26
改变进食顺序，稳控血糖 …27

不同热量一周食谱推荐 …28
1600～1800 千卡全天带量食谱 …28
1800～2000 千卡全天带量食谱 …29
专题：解馋又控糖的喝粥秘籍 …30

第三章 30 种家常食物，吃对了血糖稳稳控

五谷杂粮 …32
燕麦 餐后血糖上升过快的克星 …32
荞麦 增强胰岛素活性 …34
糙米 预防血糖骤然升降 …36
薏米 利湿健脾 …38
小米 利尿消肿 …40
黑米 提高胰岛素的利用率 …42
玉米 胰岛素的加强剂 …44
绿豆 止渴降糖，消肿利尿 …46
土豆 升糖速度相对较慢，更抗饿 …48
山药 健脾益气，除湿 …50

蔬菜 …52
大白菜 提高胰岛素敏感性 …52
油菜 有助于稳定血糖 …54
韭菜 通便，控糖 …56
苦瓜 减轻胰岛负担 …58
冬瓜 利小便、消水肿、止消渴 …60
丝瓜 利尿，控糖 …62
白萝卜 生津止渴，消食导滞 …64
番茄 减少胰岛细胞的损害 …66
芦笋 促进胰岛素分泌 …68
魔芋 稳糖，通便 …70
香菇 促进肝糖原合成 …72

肉蛋奶 … 74
猪瘦肉　补充优质蛋白，减轻疲劳 … 74
牛瘦肉　提高胰岛素原转化为胰岛素的能力 … 76
鸡肉　增强对葡萄糖的利用 … 78
鲫鱼　促进胰岛素正常分泌 … 80
虾　补充蛋白质、锌 … 82
鸡蛋　提供多种营养物质 … 84
牛奶　补钙，控血糖 … 86

大豆及坚果 … 88
黄豆及其制品　平稳血糖，改善糖代谢 … 88
核桃　益肾，补锌 … 90

第四章 中药食疗控糖方，纯天然、无负担、更安全

简易茶饮方，为血糖护航 … 92
止消渴饮　清热生津止渴 … 92
五味枸杞饮　改善尿多、腰膝酸软 … 93
玉米须茶　利水消肿，祛湿热 … 94
参桂红茶　暖脾胃，通血脉 … 95

简易药膳方，改善糖尿病不适 … 96
玉米须芡实红豆煲猪胰汤　利小便，减少尿糖 … 96
鸽肉山药玉竹汤　对内热消渴效果好 … 97
马齿苋炒鸡蛋　利小便，减少尿糖 … 98
归参炖母鸡　刺激人体释放胰岛素 … 99
葛根山楂炖牛肉　解热，镇痛，生津止渴 … 100

糖尿病经典调理方剂 … 101
消渴方　利水消肿，祛湿热 … 101
玉女煎　改善多食善饥 … 102

第五章 糖尿病三大不同证型辨证调养和饮食方案

阴虚热盛型糖尿病：宜滋阴降火 … 104
典型症状 … 104
病因分析 … 104
如何判断自己是不是阴虚热盛型糖尿病 … 104
治疗原则 … 104
饮食宜防燥护阴、滋阴润肺 … 104
典型医案 … 105
推荐 8 种药食同源的天然“降糖药” … 106
控糖食养方 … 108
中草药茶饮 … 110
优选中成药 … 111

气阴两虚型糖尿病：宜益气养阴 … 112
典型症状 … 112
病因分析 … 112
如何判断自己是不是气阴两虚型糖尿病 … 112
治疗原则 … 112
饮食宜补中益气、滋阴清热 … 112
典型医案 … 113
推荐 9 种药食同源的天然“降糖药” … 114
控糖食养方 … 116
中草药茶饮 … 118
优选中成药 … 119

阴阳两虚型糖尿病：宜温阳滋阴、补肾固涩 … 120
典型症状 … 120
病因分析 … 120
如何判断自己是不是阴阳两虚型糖尿病 … 120
治疗原则 … 120
饮食宜温阳健脾、滋阴益肾 … 120
典型医案 … 121

推荐 9 种药食同源的天然“降糖药” … 122
控糖食养方 … 124
中草药茶饮 … 126
优选中成药 … 128

第六章 糖尿病并发症及特殊人群调理方案

低血糖 … 130
心慌、出汗、手抖、头晕，警惕低血糖风险 … 130
日常推荐黄芪建中汤，健脾胃，使五脏皆有所养 … 131
低血糖危害不可逆，日常预防很关键 … 132
三餐食养方 … 133
特色茶饮方 … 134

糖尿病高血压 … 135
糖尿病和高血压是一对“孪生兄弟” … 135
三餐食养方 … 136
特色茶饮方 … 138

糖尿病眼病 … 139
早期判断视网膜病变，避免忽视疾病前期的改变 … 139
注意补充维生素 A、叶黄素和花青素 … 139
三餐食养方 … 141
特色茶饮方 … 142

糖尿病肾病 … 143
坚持优质低蛋白饮食，减轻肾脏负担 … 143
钾的摄入量低于 1500 毫克 / 日 … 144
肾功能不全者，摄盐量降至 2 克 / 日 … 144
三餐食养方 … 146
特色茶饮方 … 148

糖尿病足 … 149
糖尿病足有什么表现 … 149
每天检查双脚 … 149
足部护理的 3 个关键点 … 149
三餐食养方 … 152
特色茶饮方 … 153

老年糖尿病 … 154
血糖的控制目标宽松点 … 154
每 3 个月综合评估一下身体状况 … 155
饭菜宜软，食量宜少，质量宜好 … 155
三餐食养方 … 156
特色茶饮方 … 158

第七章 顺应天时，糖尿病四季养生法

春季肝失疏泄，调节情志稳血糖 … 160
饮食宜多甘、少酸，养阳助升发 … 160
注意防感冒、防感染 … 160
控糖食养方 … 161

夏季心火旺盛，心神调养控血糖 … 162
饮食清淡，吃些苦味食物，养心控糖 … 162
早睡早起，颐养心神 … 162
午睡转眼睛，缓解视疲劳 … 162
控糖食养方 … 163

秋季阴虚燥热，补水养收调血糖 … 164
多食生津润燥、滋阴润肺的食物 … 164
调节心情防秋悲 … 164
防秋燥宜多补水 … 164
控糖食养方 … 165

冬季天寒地冻，敛阴养阳护血管 …166

适当多食温肾补阳的食物 …166

保暖、早睡晚起，让身体的阳气收藏在肾中 …166

呵护好足部，预防糖尿病足 …166

控糖食养方 …167

专题：大自然给予的四季控糖食材 …168

第八章 糖尿病的运动疗法和传统功法

安全有效的控糖运动要点 …170

运动前需要注意什么 …170

如何把握运动强度和运动时间 …170

居家就能做的拯救高血糖运动 …171

原地登山跑，锻炼心肺 …171

负重深蹲，增肌强血管 …171

开合跳，控糖瘦身更轻松 …172

站立提踵，促进血液循环 …172

室外有氧控糖运动 …173

大步快走，消耗更多热量 …173

慢跑，控体重、控血糖 …173

骑车，改善糖代谢 …174

打羽毛球，提高胰岛素敏感性 …174

八段锦，为血糖保驾护航 …175

预备式 …175

第一式：两手托天理三焦 …175

第二式：左右开弓似射雕 …175

第三式：调理脾胃须单举 …176

第四式：五劳七伤往后瞧 …176

第五式：摇头摆尾去心火 … 177
第六式：两手攀足固肾腰 … 177
第七式：攒拳怒目增气力 … 178
第八式：背后七颠百病消 … 178
收势 … 178

第九章 糖尿病自然疗法调养方案

穴位按摩巧控糖 … 180
每天按压足三里穴，有助于控糖 … 180
每天摩揉关元穴 50 次，血糖更平稳 … 180
随时多按三阴交穴，辅助控糖很轻松 … 181
食指点按承浆穴，缓解口渴不适 … 181
温水泡脚后再按涌泉穴，提高睡眠质量 … 182
中脘穴，健脾和胃、补中益气 … 182

糖尿病艾灸疗法 … 183
艾灸阳池穴，通调三焦、益阴增液 … 183
艾灸膀胱俞，通经活络、利水通淋 … 183
艾灸脾俞穴，增强脾胃运化功能 … 184
艾灸三焦俞，益气补虚强体 … 184

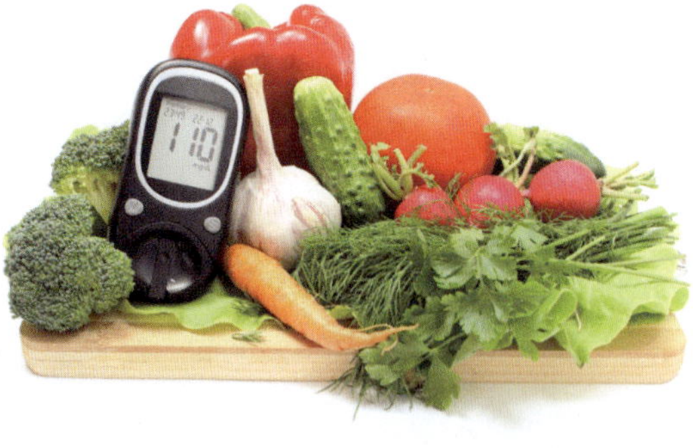

注：本书出现的药膳、方剂等内容仅供读者居家养生使用。中医学讲究“辨证施治”“因人而宜”，用药仅供参考，具体使用时请读者根据自身情况详询专业医师，遵从医嘱，灵活运用。

第一章

厘清关键问题，深入浅出教你科学控糖

如何早期发现糖尿病的蛛丝马迹

想要早期发现糖尿病或者早期识别糖尿病前期状态，最有效的方法是定期体检。不过，血糖升高了，身体也会发出种种信号。

糖尿病的危险程度自测

A 肥胖度、遗传、生活习惯检查（第1~2条各3分，第3~14条各1分）

1. 亲属（3代以内）有糖尿病患者 □
2. 男性腰围90厘米以上，女性腰围85厘米以上 □
3. BMI曾达到24千克/米^{2}以上 □
4. 跟20多岁时相比体重上升了10% □
5. 年龄在40岁以上 □
6. 经常吃畜禽肉多过吃鱼 □
7. 喜欢吃盖浇饭 □
8. 每次进餐速度快，进食时间短 □
9. 每天喝酒 □
10. 经常喝含糖饮料 □
11. 经常吃甜点和膨化食品等零食 □
12. 不走楼梯，常使用电梯或自动扶梯 □
13. 从事的工作没有体力活动，也没有定期运动的习惯 □
14. 生活和工作压力很大 □

B 自觉症状检查（各1分）

15. 睡眠质量差 □
16. 轻微活动就觉得很疲惫 □

17. 经常感到饥饿，吃很多东西也没有饱腹感 □
18. 最近变胖了 □
19. 口渴，大量饮水 □
20. 如厕次数增多，尿量也多 □
21. 吃得很多，体重却下降了 □
22. 上楼梯感到心悸和呼吸困难 □
23. 皮肤干燥、瘙痒 □
24. 脚容易水肿，有时腿抽筋 □
25. 手、脚尖感到麻木 □
26. 看东西模糊 □

结果分析

A、B 项共 2 分以下 罹患糖尿病或糖尿病前期的可能性很低。要保持适度饮食，适当运动，努力预防。

A项3～9分，B项3～5分 要警惕了，有变成糖尿病前期的可能。请做血糖检查和糖化血红蛋白检查，掌握自己的健康状态。此时，应积极采取饮食疗法和运动疗法，还有望恢复健康。快快行动起来吧！

A项10分以上，B项6分以上 有可能已经患上了糖尿病。应立即接受医疗干预，制订治疗计划。特别是符合第21～26条时，说明有很大概率已经患上了糖尿病。

注：分数不符合上面三种情况时，以 B 项的分数优先判定。

糖尿病前期和糖尿病的判定标准

糖代谢状态		空腹血糖（毫摩／升）	餐后 2 小时血糖（毫摩／升）
正常血糖		<6.1	<7.8
糖尿病前期	空腹血糖受损	≥ 6.1，<7.0	<7.8
	糖耐量减低	<7.0	≥ 7.8，<11.1
糖尿病		≥ 7.0	≥ 11.1

如何看懂糖尿病化验单

许多糖尿病患者每次复诊时拿到血糖检测报告单都会疑惑，不清楚这些检查的意义，看到异常就紧张，总觉得哪里出了问题。今天，就来教大家认识几个重要指标。

空腹血糖（FPG） 了解胰岛基础功能，判断病情变化	
正常值 3.9 ~ 6.1 毫摩 / 升	
餐后 2 小时血糖（2hPG） 提高糖尿病诊断准确率	
正常值 4.4 ~ 7.8 毫摩 / 升	
口服葡萄糖耐量试验（OGTT） 诊断胰岛功能及有无胰岛素抵抗	
正常值	空腹 3.9~6.1 毫摩 / 升
	1 小时 ＜ 9 毫摩 / 升
	2 小时 ＜ 7.8 毫摩 / 升
异常值	2 小时 ≥ 7.8，＜11.1 毫摩 / 升（糖尿病前期）
	2 小时 ≥ 11.1 毫摩 / 升（糖尿病）
糖化血红蛋白（HbA_{1c}） 调整降糖方案的重要依据	
正常标准 6.5% 以下	

糖尿病的诊断标准

可参考《中国糖尿病防治指南（2024 版）》来判断。

诊断标准	静脉血浆葡萄糖或 HbA_{1c}（糖化血红蛋白）水平
典型糖尿病症状	—
加上随机血糖	≥ 11.1 毫摩 / 升
或加上空腹血糖	≥ 7.0 毫摩 / 升
或加上 OGTT 2 小时血糖	≥ 11.1 毫摩 / 升
或加上 HbA_{1c}	≥ 6.5%
无糖尿病典型症状者，需改日复查确认	

注：典型糖尿病症状包括烦渴多饮、多尿、多食、不明原因体重下降。随机血糖指不考虑上次用餐时间，一天中任意时间的血糖，不能用来诊断空腹血糖受损或糖耐量减低。

空腹状态指至少 8 小时没有摄入热量。

失眠引起血糖波动，怎么办

常熬夜、睡眠差、易失眠等都可能会使血糖波动过大，影响葡萄糖代谢。推荐使用下面 4 种方法来获得高质量的睡眠。

1. 规律的睡眠时间

睡眠是受人体生物节律调控的。在固定的时间入睡，在固定的时间起床，更有助于形成规律睡眠。现在人们的工作、学习压力大，有一些不可抗的因素导致熬夜，在熬夜之后不要补觉，日间可以通过午休进行调整，但是午休时间尽量不要超过 30 分钟，以免影响夜间的休息。

2. 居室环境做到安静、避光、凉爽

可以使用隔音耳塞、安装双层玻璃窗、加设隔音门窗等方法来创造一个安静的睡眠环境。

准备睡觉时，关掉卧室的主光源，打开暖色灯具，提供简单照明即可；确保窗帘可以完全遮光。

通常，室内温度保持在16～18℃是最理想的，这个温度可以让身体处于凉爽（但并不寒冷）的环境中，但也因人因地而有差异。身体由温暖慢慢过渡到凉爽，是舒适睡眠的关键。

3. 远离电子产品

至少在睡前半小时停止使用电子产品，如手机、电脑、游戏机等，因其发出的蓝光会干扰褪黑素的分泌。

4. 晚餐吃助眠食物

睡前3～4小时，或者更早的时间就不要食用容易引起兴奋的食物了，比如咖啡、浓茶等。晚餐也可以吃有助于睡眠的食物，比如含色氨酸的小米、牛奶、香蕉等。

饮食控制就得忍饥挨饿吗

医学研究证明，如果人体长时间得不到足够的外源性热量补充，一方面将导致体内脂肪和蛋白质过量分解，造成身体消瘦、长期营养不良，甚至引发饥饿性酮症；另一方面，因热量摄取不足，导致血糖偏低，反而会刺激升高血糖相关激素的分泌，引起血糖反跳性升高，使病情更难以控制。

无糖食品可以随便吃吗

无糖食品也不能随便吃。所谓的“无糖食品”是指不含蔗糖、葡萄糖、麦芽糖等单、双糖的食品。无糖食品之所以是甜的，是因为加入了甜味剂，如木糖醇、山梨糖醇、麦芽糖醇等。国家相关标准规定，“无糖”是指固体或液体食品中每100克或每100毫升的含糖量不高于0.5克。如果不加节制地大量食用“无糖食品”，仍会导致血糖升高且不易控制。事实上，在现实生活中很难找到真正的无糖食品。

很多“无糖食品”可能将淀粉糖浆、果葡糖浆等淀粉水解物作为甜味来源，这些糖浆的血糖生成指数未必比蔗糖低。因此，无糖食品可以吃，但不能多吃。

Tips

读懂食品标签

1. 选购食品时要仔细看看标签上的配料表里是否含有“麦芽糖”“淀粉糖浆”“玉米糖浆”等。
2. 优先选择含低聚糖和糖醇的食品。
3. 尽量少选含“阿斯巴甜”“甜蜜素”“安赛蜜”等甜味剂的食品。

为了控制多尿，要少喝水吗

多尿是机体的自我保护机制在起作用，无须减少饮水量。糖尿病患者如果刻意减少饮水量，容易造成血液浓缩，血糖和血液黏度过高，血液中含氮废物无法排出，可能引起严重后果，所以糖尿病患者日常应注意补充水分。

鼓励多喝水

如果没有合并心脏病、肾脏疾病，糖尿病患者可以多喝水，每天饮水量保持在1500～1700 毫升。不爱喝白开水的人群可以适当选择淡茶作为补充，但一定要避开浓茶、含糖饮料。如果害怕增加起夜次数，可在睡前尽量减少饮水，在日间补充即可。

少量多次饮水

可在晨起后喝一杯温开水补充夜间失去的水分。避免饭前、饭中、饭后大量饮水，以免冲淡胃液影响消化。正常生活状态中没有必要补充糖盐水，喝白开水即可。不要等到感觉口渴时再喝水，而要分多次饮用，将一天的饮水量补足即可。

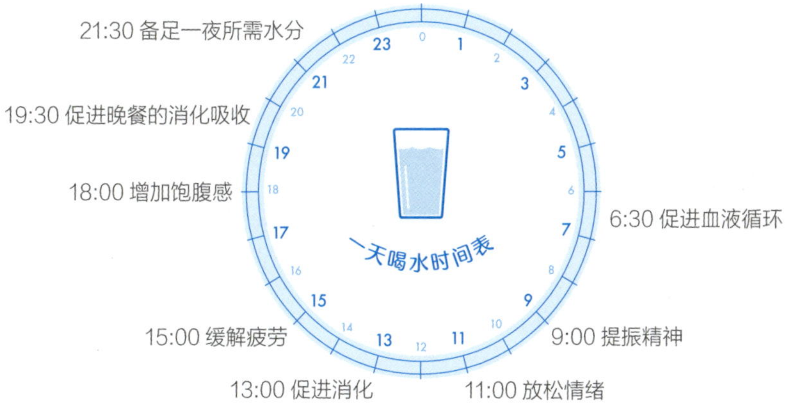

工作忙、外食多的患者应该怎么吃

吃饭记得按时按点

如果是正在服用控糖药物或者使用胰岛素的糖尿病患者，那么按时吃饭和吃什么一样重要。按时吃饭可以减少出现低血糖的概率。日常要为延迟进餐做好准备，比如随身携带几块全谷物饼干、巧克力等。如果外出吃饭的时间比平常吃饭的时间晚，可以提前吃一份低糖水果（含大约 15 克碳水化合物），再吃正餐。

点菜做到心中有数

不点过油的菜，如地三鲜、干煸豆角、水煮鱼等，重油重盐的菜对健康不利。建议多点蒸煮、白灼、清炒的菜品，如白灼虾、清炒西蓝花等。荤菜的选择顺序如下：鱼虾、禽肉、瘦畜肉，避免加工的肉制品。用红薯、玉米、芋头等代替主食，尽量避免炒面、炒饼、炒饭等。避免喝碳酸饮料，尽量喝白开水。

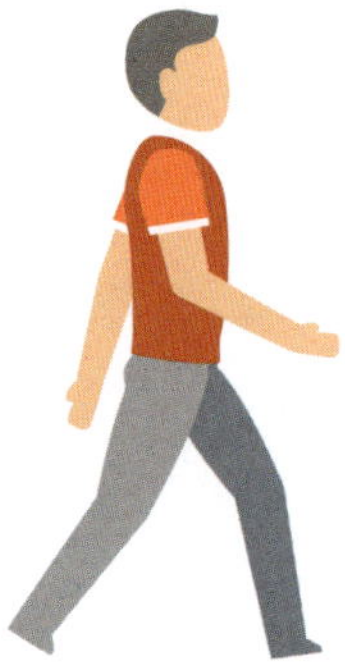

饭后不妨遛遛弯

外出就餐在量上有时难以掌控，很容易就吃多了。多摄入的热量可以通过运动来消耗。以一个体重 60 千克的成年人为例，100 克熟米饭可以用 30 分钟左右的健步走来消耗。

第二章

掌握食养要点，稳血糖、不得并发症

中医控糖饮食要点

饮食有节：节制饮食，适寒温

《黄帝内经》记载“食饮有节，起居有常，不妄作劳，故能形与神俱，而尽终其天年，度百岁乃去”。也就是说，懂得养生之道的人都会根据自然界的客观规律来安排生活，饮食有节制，不过饥过饱，这样才能让自己的身心都保持最佳状态，有利于疾病防治。

《灵枢·本神》记载“智者之养生也，必顺四时而适寒暑”。《素问·阴阳应象大论》记载“水谷之寒热，感则害于六府”。饮食过于寒热，轻则损伤口腔、食管、脾胃，重则有损五脏六腑。因此，平常要适寒温而饮食。

五味调和：五味调和，营养均衡

中医有“苦、酸、甘、辛、咸”五味，它们分别对应人体的五脏“心、肝、脾、肺、肾”。

不同味的食物对应着不同的脏腑和经络，有着不同的养生作用，从而影响人体的生理和病理状态。因此，五味调和在糖尿病患者的饮食方面也有重要作用，通过合理搭配，使不同味道的食物相互平衡、相互制约，达到调和人体脏腑的目的。这样可以增加糖尿病患者的食欲，促进营养消化吸收，使营养均衡，从而保持身体健康。

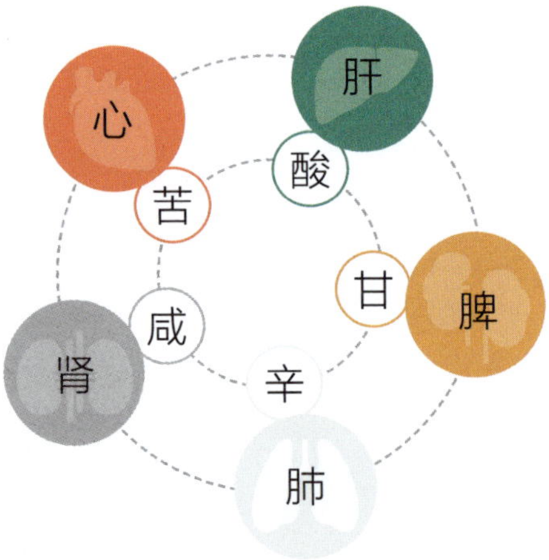

苦味入心	具有清热、泻火、解毒、除烦的作用，还能抗菌、消炎 主要食物：芥菜、苦瓜、香椿、蒲公英、杏仁、白果、桃仁、荷叶、茶叶等
酸味入肝	具有增强肝脏功能、促进食物消化的作用 主要食物：番茄、柠檬、橄榄、山楂、柚子、橘子、乌梅、杏、枇杷、醋、红豆等
甘味入脾	具有益气补血、增强脾脏功能的作用 主要食物：大米、小米、白面、红薯、玉米、山药、蜂蜜、桂圆肉、红糖等
辛味入肺	具有舒筋活血、发散风寒的作用 主要食物：萝卜、韭菜、佛手、葱、大蒜、姜、辣椒、胡椒、陈皮、白酒等
咸味入肾	具有润肠通便、消肿解毒、补肾强身的作用 主要食物：盐、酱油、海产品、动物肾脏、黑豆、黄豆、猪肉等

顾护脾胃：清淡饮食，注意饮食宜忌

中医认为，脾胃居中，为上下升降之枢纽。脾与胃，一脏一腑互为表里，脾气主升（升清），胃气主降（降浊）。升清降浊，就是升人体的清气、降人体的浊气。具体是指把水谷精微（水谷精微就是指营养物质）上升到心、肺，再分布到全身，以营养全身；把浊气下输，由汗、尿、便排出体外。所以，脾胃升降正常，人体代谢就通畅。

脾胃为后天之本，气血生化之源，饮食最先与脾胃接触。脾气虚，脾运化水液的功能减弱，就会导致清不升、浊不降，部分精微物质随浊阴之气下流，导致人出现多尿、尿有甜味。所以，糖尿病患者需要顾护脾胃，饮食有节、三餐有规律。

营养学控糖黄金原则

食物多样，合理膳食

糖尿病患者并不是这也不能吃那也不能吃，而是食物要多样化，什么都吃一点，但要把握好量，合理膳食。概括起来就是要全面、均衡、适量。

全面

食物多样化，如谷类、薯类、肉、蛋、奶、豆类及其制品、蔬菜、水果、坚果等，每天都要尽可能多样化地摄入。同类食物之间也要经常互换，如米、面可以经常交替食用；肉类中的猪肉、牛肉、羊肉、鸡肉、鱼肉等也要经常合理地替换食用，以保证各种营养素都能均衡摄入。

均衡

饮食均衡，要求每天吃的食物比例适当，尽量接近人体需要的模式，而不是只控制主食，对于肉食、零食等完全不加控制。平时应该控制脂肪的摄入量，包括食用油和肉类，并增加蔬菜的摄入，适当吃低糖水果。

适量

每天摄入的食物量要和人体每天的消耗量相平衡，不可无节制。只要把握适量的原则，合理膳食，糖尿病患者会发现自己可吃的食物越来越多，而不是像之前认为的这不能吃那不能吃。

热量适宜，控制超重、肥胖和消瘦

糖尿病患者的饮食热量要适宜，因为控制总热量是糖尿病患者饮食的核心内容，目的就是控制超重、肥胖和消瘦，以达到或维持理想体重。那么如何计算自己所需的总热量？糖尿病患者可以参考下面的方法计算自己的热量需求，制订适合自己的饮食计划。

计算自己的标准体重

标准体重=身高（厘米）－105

计算身体质量指数

身体质量指数（BMI）公式：BMI=现有体重（千克）÷［身高（米）］^{2}

对照下表判断自己是胖还是瘦。

中国成人 BMI 标准

消瘦	正常	超重	肥胖
<18.5	18.5~23.9	24~27.9	≥ 28

注：单位为千克 / 米^2。

劳动强度

中国成人体力劳动分级标准

轻体力劳动	教师、售货员、办公室职员、钟表修理工
中等体力劳动	学生、司机、电工、外科医生
重体力劳动	建筑工、搬运工、伐木工、农民、舞蹈演员

每日每千克标准体重需要的热量

劳动强度	消瘦（千卡 / 千克）	体重正常（千卡 / 千克）	超重或肥胖（千卡 / 千克）
轻体力劳动	35	30	20～25
中等体力劳动	40	35	30
重体力劳动	40～45	40	35

计算每日所需总热量

每日所需总热量 = 标准体重（千克）× 每日每千克标准体重需要的热量（千卡）。

举例

李先生，38 岁，身高 170 厘米，体重 85 千克。从事教师工作，患病 4 年，一直采用单纯的饮食治疗，没有出现明显的并发症。

李先生的标准体重=170－105=65（千克）

李先生的BMI＝85÷（1.70）^{2}=29.4，属于肥胖，教师职业为轻体力劳动，对应的热量为20～25千卡

通过公式计算可知：

李先生每日所需总热量=65×（20～25）=1300～1625（千卡）

主食定量，优选全谷物和低血糖生成指数食物

对于糖尿病前期人群和糖尿病患者来说，碳水化合物的种类和数量对餐后血糖的控制很关键，吃对主食是控好血糖的第一步。

《中国居民膳食指南（2022）》推荐成年人每天摄入谷薯类食物250～400克，其中全谷物和杂豆类50～150克，薯类50～100克。那么，250～400克主食有多少？一起来看看吧！

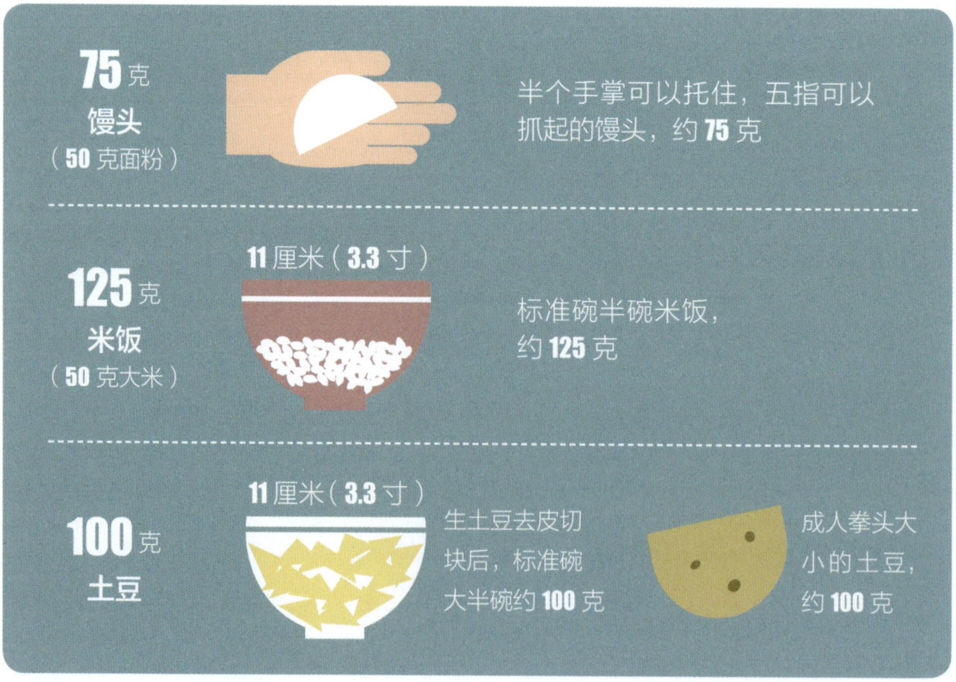

改变进食顺序，稳控血糖

不同食物所含的营养成分对血糖有不同影响，合理的进食顺序能够抑制餐后血糖大幅升高，帮助稳控血糖。因此，改变进食顺序对糖尿病患者的血糖控制有益。

1. 餐前先喝汤

餐前先喝些热汤，既有暖胃的作用，又能缓解饥饿感，避免狼吞虎咽。汤要以清淡为主。

2. 吃蔬菜

蔬菜含有较多的膳食纤维、水分，不仅可增加饱腹感，减少其他食物的摄入，还能减少热量的摄入。

3. 吃主食

之前进食的食物已为身体提供了一定的饱腹感，此时再吃主食，不仅有助于控制整顿饭的总热量，还能防止血糖骤升。主食应粗细搭配，如小米、窝头等，可以有效减缓糖尿病患者餐后血糖骤升。

4. 肉类应放在主食后食用

进食一定量的主食后，摄入的肉类自然会减少，从而减少脂肪摄入。

5. 餐后半小时后再吃水果

有利于在控制血糖的基础上补充更均衡的营养。当然，能否吃水果，吃多少水果，还要根据自身的血糖水平来定。

不同热量一周食谱推荐

1600~1800千卡全天带量食谱

早餐	热量：499 千卡 蛋白质：32.9 克	碳水化合物：56.4 克 脂肪：21.3 克
黑豆馒头	面粉 25 克，黑豆粉 30 克	
鲜豆浆	250 毫升	
炝拌扁豆	扁豆 100 克，香油 3 克	
木耳蒸鸭蛋	木耳（干）10 克，鸭蛋 1 个，植物油 2 克	
食材随心换	100 克扁豆可换为 100 克四季豆 鸭蛋可换为鸡蛋	
午餐	热量：584 千卡 蛋白质：63.9 克	碳水化合物：52.9 克 脂肪：14 克
二米饭	大米 25 克，小米 25 克	
鲫鱼冬瓜汤	鲫鱼 300 克，冬瓜 150 克，植物油 4 克，香油 2 克	
烧油菜	油菜 100 克，虾皮 10 克，植物油 3 克	
食材随心换	150 克冬瓜可换为 150 克白萝卜或 150 克娃娃菜 100 克油菜可换为 100 克黄瓜或 100 克芹菜 100 克番茄可换为 90 克蓝莓或 113 克樱桃	
晚餐	热量：523 千卡 蛋白质：10.9 克	碳水化合物：57 克 脂肪：19.8 克
烧饼	面粉 50 克，白芝麻 10 克	
冬笋烧肉	冬笋 100 克，猪瘦肉 50 克，植物油 4 克	
凉拌豌豆苗	豌豆苗 150 克，植物油 3 克	
睡前加餐	牛奶 100 毫升	
食材随心换	100 克冬笋可换为 100 克茭白或 150 克鲜香菇 150 克豌豆苗可换为 150 克芹菜叶或 150 克油菜	

1800～2000千卡全天带量食谱

早餐	热量：311 千卡 蛋白质：20.6 克	碳水化合物：33.7 克 脂肪：11.9 克
馒头	面粉 50 克	
鲜豆浆	250 毫升	
煮鸡蛋	1 个	
豆芽椒丝	绿豆芽 75 克，柿子椒 30 克，红彩椒 20 克，香油 2 克	
食材随心换	75 克绿豆芽可换为 75 克莴笋 2 克香油可换为 2 克橄榄油或亚麻籽油	
午餐	热量：762 千卡 蛋白质：31.4 克	碳水化合物：121.1 克 脂肪：27.5 克
玉米绿豆饭	大米 50 克，绿豆 25 克，玉米 15 克	
芋头烧鸭	芋头 150 克，鸭肉 100 克，植物油 4 克	
紫菜虾皮汤	紫菜 3 克，虾皮 4 克，香油 2 克	
食材随心换	25 克绿豆可换为 25 克红豆 100 克鸭肉可换为 100 克鸡肉	
晚餐	热量：742 千卡 蛋白质：46.1 克	碳水化合物：84.1 克 脂肪：27.2 克
烧饼	面粉 50 克，白芝麻 10 克	
菠菜肉丸汤	菠菜 200 克，猪瘦肉 50 克，香油 3 克	
毛豆烧丝瓜	毛豆 100 克，丝瓜 90 克，植物油 2 克	
睡前加餐	苏打饼干 2 片	
食材随心换	200 克菠菜可换为 160 克白萝卜 90 克丝瓜可换为 90 克茼蒿	

专题

解馋又控糖的喝粥秘籍

由于谷类食物经过长时间的熬煮，其中的淀粉会分解成糊精，能快速提升血糖，所以糖尿病患者不适合喝粥。俗话说“喝粥养人”，粥有助于消化、调理肠胃，对防治便秘也有用。那么，糖尿病患者如果想喝粥，怎样在既享受粥的美味时还可以控糖呢？

避免早上喝粥

凌晨 2 点到中午 12 点是人体血糖波动较大的时段，而中午和下午，人体血糖水平趋于稳定。因此，糖尿病患者不宜早上喝粥，可以尝试在中午或者晚上喝粥。

吃点蔬菜再喝粥

糖尿病患者喝粥前可以先吃一些蔬菜，这样能起到饱腹的作用，进而减缓喝粥后血糖升高的速度，因为空腹喝粥，很容易导致血糖快速升高。

熬煮大米粥时添加粗粮

大米粥是所有粥中升血糖最快的一种。在熬煮大米粥时添加一些粗粮（大米：粗粮=2：1或1：1），可以降低大米粥的升糖作用。适合加在大米粥中的粗粮有糙米、玉米、小米、黑米、大麦、燕麦、荞麦等。

延长喝粥的时间间隔

糖尿病患者延长喝粥的时间间隔也可以延缓血糖升高的速度。

粥不要熬太烂

谷类食物熬煮得越烂，糊精的程度越高，食用后血糖升得越快。

第三章

30种家常食物，吃对了血糖稳稳控

五谷杂粮

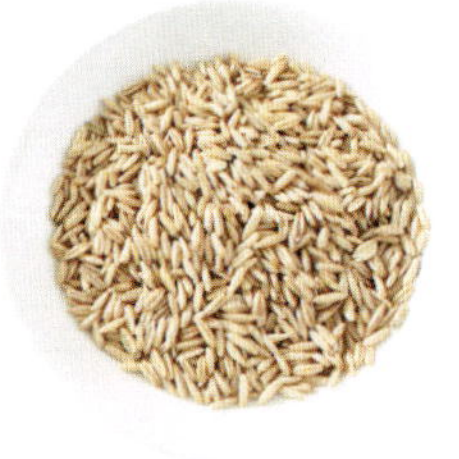

燕麦 | 餐后血糖上升过快的克星

控血糖关键词	膳食纤维	亚油酸
血糖生成指数	55（中）	

性味归经

性平，味甘，入脾、肝、大肠经。

推荐用量

40 克 / 日

有效控糖吃法

煮饭、蒸馒头

主要营养成分

热量	338 千卡
碳水化合物	77.4 克
蛋白质	10.1 克
脂肪	0.2 克

每 100 克可食部含量

温馨提示

选配料表中只有燕麦的纯燕麦片是用燕麦粒直接压制而成，形状较为完整。有的“燕麦片”则是多种谷物混合而成，燕麦成分少，还加麦芽糊精和白糖，血糖生成指数较高。所以大家要购买配料表中只有燕麦的产品。

为什么能稳血糖

现代医学：燕麦中含有膳食纤维、亚油酸，不仅能提高胰岛素受体的敏感性，而且能促进胃排空，延缓餐后血糖的上升速度。

传统医学：《本草纲目》中载，燕麦“甘平、无毒，滑肠”，有补益脾胃、润肠通便的功效，适合倦怠乏力、大便不畅的糖尿病患者食用。

一日三餐健康吃法

1. 做米饭或蒸馒头时，加适量燕麦，既可使米饭或馒头筋道，又可增加膳食纤维，帮助稳定餐后血糖。

2. 糖尿病患者每日食用燕麦要控制在 40 克以内，吃太多有可能造成胃痉挛或腹部胀气，对身体不利。燕麦尤其适宜早餐吃，不仅能稳定地提供热量，更有助于一整天精力充沛。

3. 食用燕麦时，用水先泡 2~3 小时，这样可以缩短烹饪时间，口感也更好。

燕麦米饭 主食

材料 大米 100 克，燕麦 50 克。

做法

❶ 燕麦淘洗干净，浸泡一夜；大米淘洗干净。

❷ 将燕麦、大米放入电饭煲中，加入适量清水，按下煮饭键，待米饭熟后再闷 10 分钟即可。

功效：燕麦较粗糙，煮饭时与大米是好搭档。加燕麦后，不仅做出的米饭更有嚼劲，还能有效延缓餐后血糖上升速度，很适合糖尿病患者食用。

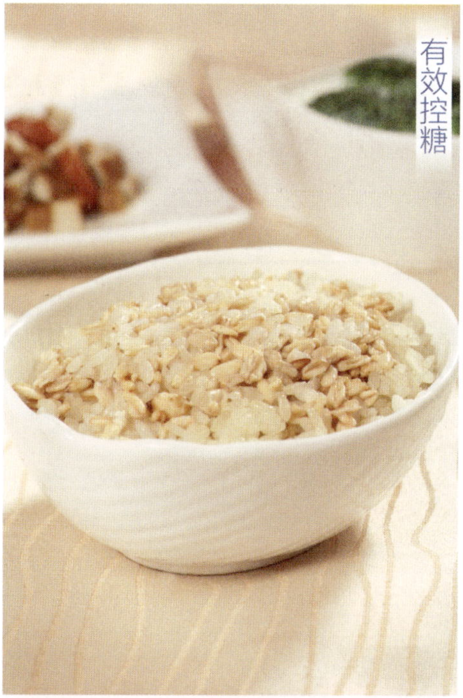

奶香燕麦馒头 主食

材料 面粉 200 克，燕麦片 50 克，纯牛奶 100 克，酵母粉 2 克。

做法

❶ 纯牛奶入锅温热，放入酵母粉，搅匀；加入面粉、燕麦片混合，搅拌均匀，揉成光滑面团，待发酵至 2 倍大。

❷ 将发酵好的面团揉至光滑，揉成长条，用刀切成大小均匀的剂子，放蒸锅中放置 20 分钟，等面团重新发大，开火。水沸后转小火蒸 20 分钟即可。

功效：燕麦富含膳食纤维，可调节餐后血糖的上升速度。将燕麦加入面粉中，可以延缓小肠对淀粉和脂肪的吸收，从而使餐后血糖保持稳定。

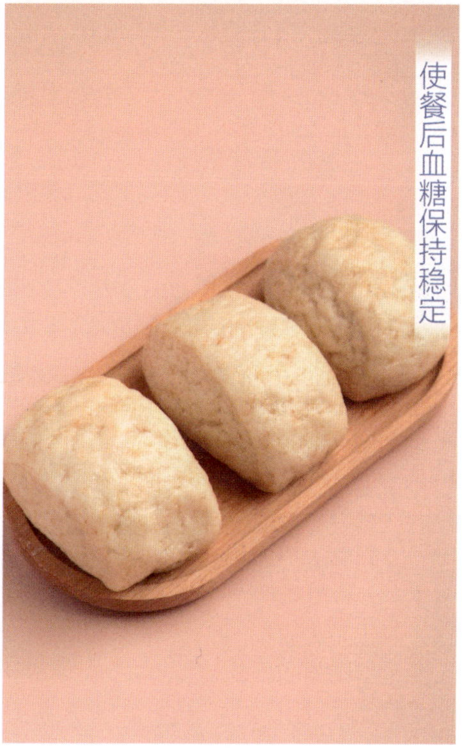

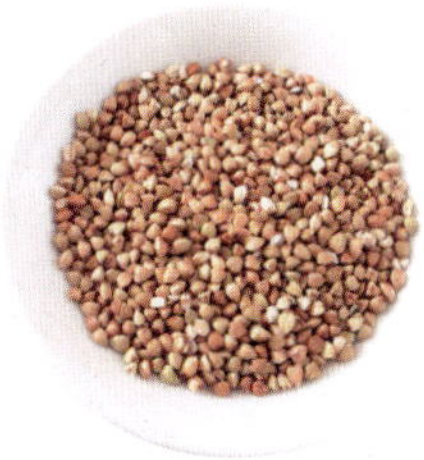

荞麦

增强胰岛素活性

控血糖关键词	铬	维生素 P
血糖生成指数	54（低）	

性味归经

性寒，味甘，入脾、胃、大肠经。

推荐用量

40 克 / 日

有效控糖吃法

制作面食

主要营养成分

热量	337 千卡
碳水化合物	73.0 克
蛋白质	9.3 克
脂肪	2.3 克

每 100 克可食部含量

温馨提示

选择荞麦产品有讲究

目前市场上有荞麦片、荞麦挂面、荞麦面包等，糖尿病患者可以根据自己的喜好进行选择，注意选择配料简单且以苦荞麦为主的。中医认为苦能清泻，可止渴、清热泻火，能够调理糖尿病多饮、多尿等症状。

为什么能稳血糖

现代医学：荞麦中的铬能增强胰岛素活性，是重要的血糖调节剂，维生素 P 能促进胰岛素分泌、辅助控糖。

传统医学：荞麦可健脾助运化、下气宽肠、消积滞，强健脾胃功能，促进津液的生化和输布，有助于改善糖尿病患者的不适。

一日三餐健康吃法

1. 荞麦磨成粉，宜做成荞麦馒头、荞麦煎饼、荞麦面条等。另外，荞麦粉和面的时候加入一些细粮，可弥补荞麦粉延展性和弹性差的缺点，营养也会更均衡，更有益于身体健康。

2. 荞麦中含有较多的膳食纤维，每天食用量宜在 40 克左右，过量食用易导致消化不良；吃完荞麦 1 小时后喝点水，可促进消化。

3. 荞麦米质较硬，烹调前先用清水浸泡数小时，有利于身体对营养物质的消化吸收。

4. 荞麦性凉，脾胃虚寒、经常腹泻的人不宜过多食用。

荞麦面煎饼 主食

材料 荞麦粉 150 克，鸡蛋 1 个，绿豆芽 100 克，猪瘦肉丝 50 克，柿子椒丝 30 克。

调料 酱油、盐各适量。

做法

❶ 鸡蛋打散；荞麦粉中加入鸡蛋液、少许盐，先和成硬面团，再分次加水，搅拌成糊状。

❷ 将平底锅烧热，涂上油，倒入适量面糊，提起锅来旋转，使面糊均匀地铺满锅底，待熟后即可出锅。

❸ 猪瘦肉丝、柿子椒丝、绿豆芽加盐、酱油炒熟，卷入煎饼中即可。

功效：荞麦中富含膳食纤维，鸡蛋和瘦肉富含蛋白质，搭配蔬菜制成煎饼，不仅营养均衡，还有助于控糖。

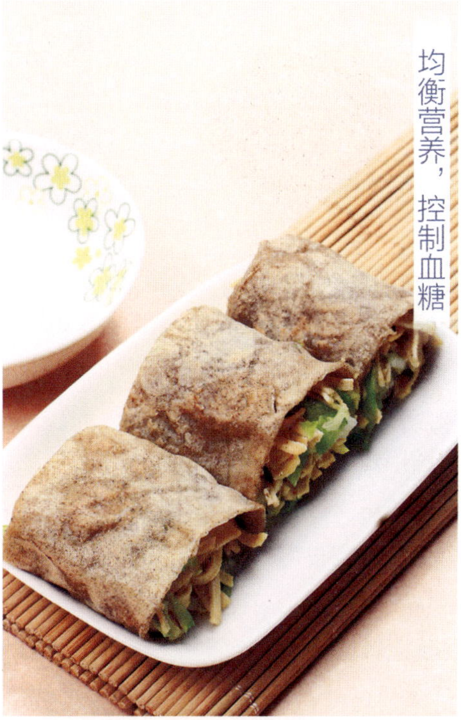

苦荞紫薯包 主食

材料 苦荞粉 100 克，面粉 200 克，紫薯 200 克，酵母适量。

做法

❶ 酵母用温水化开；紫薯洗净，去皮，切块，蒸 20 分钟，取出压成泥，搓成小球。

❷ 苦荞粉和面粉混合均匀，加入酵母水，揉成表面光滑的面团，盖上保鲜膜醒发至 2 倍大。

❸ 将面团反复揉捏排气，揉成长条，切剂子，搓圆，擀成小面饼，包入紫薯球，封口，放入蒸锅蒸 30 分钟即可。

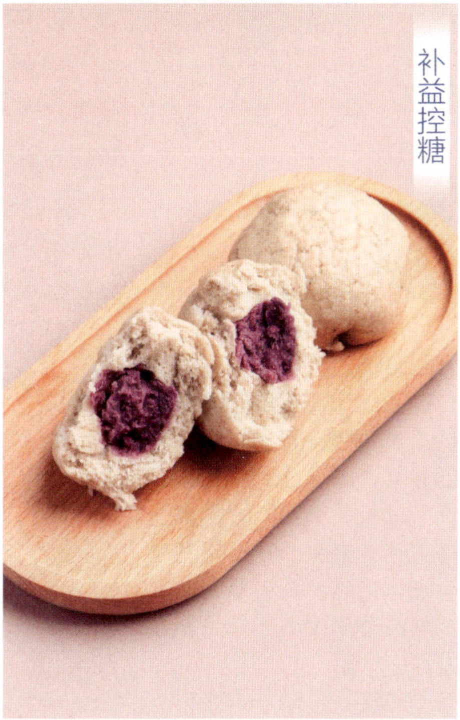

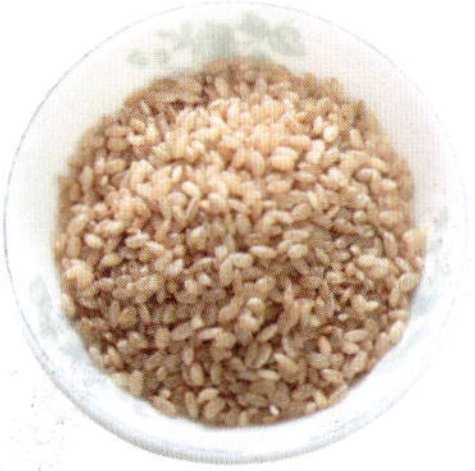

糙米 | 预防血糖骤然升降

控血糖关键词	膳食纤维	锌	铬
血糖生成指数	78（高）		

性味归经

性温，味甘，入胃、脾经。

推荐用量

50克/日

有效控糖吃法

蒸煮、打豆浆

主要营养成分

热量	348千卡
碳水化合物	75.0克
蛋白质	7.7克
脂肪	2.7克

每100克可食部含量

温馨提示

糙米饭怎么煮控糖

糙米需要经过较长时间的蒸煮，可用高压锅蒸煮，以免加重糊化程度，提升血糖生成指数。在做糙米饭的时候可依照个人口感加入适量精米，还可以在煮饭过程中放入豆类，口感或味道更佳。

为什么能稳血糖

现代医学：糙米中的淀粉被粗纤维组织包裹，在人体中消化吸收速度较慢，有助控糖；其中的锌、铬等矿物质能帮助提高胰岛素的敏感性，对糖耐量受损的患者很有帮助。

传统医学：糙米能健脾养胃、补中益气，调和五脏、促进消化吸收等。《本草从新》载，谷芽（糙米）“快脾开胃，下气和中，消食化积”。

一日三餐健康吃法

1. 糖尿病患者食用糙米，不宜长时间浸泡，因为糙米浸泡时间越长，煮的时候就越容易烂，更容易导致餐后血糖升高。

2. 糙米宜搭配大米等主食一起食用，有助于营养吸收；搭配大豆可控制血糖，补充植物蛋白及多种维生素，促进胃肠蠕动，延缓血糖升高。

3. 糙米不易消化，晚上尽量少食糙米，否则会加重消化道负担，消化功能不良者也要慎食。

薏米红豆糙米饭 主食

材料 大米100克，糙米、薏米各50克，红豆25克。

做法

1. 大米、薏米、糙米、红豆分别淘洗干净。
2. 将材料一起倒入高压锅中，倒入没过米面2个指腹的清水，盖上锅盖，以中火煮熟即可。

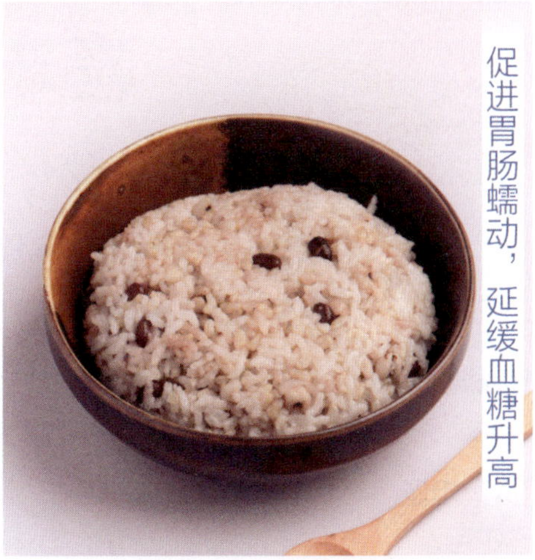

糙米巴旦木沙拉 主食

材料 糙米饭、西葫芦、酸奶各100克，巴旦木25克，生菜40克。

调料 柠檬汁10克。

做法

1. 西葫芦洗净，切丝，焯熟；生菜洗净，沥干；酸奶中加柠檬汁调成酸奶酱。
2. 生菜铺盘底，摆上其他材料，淋上酸奶酱即可。

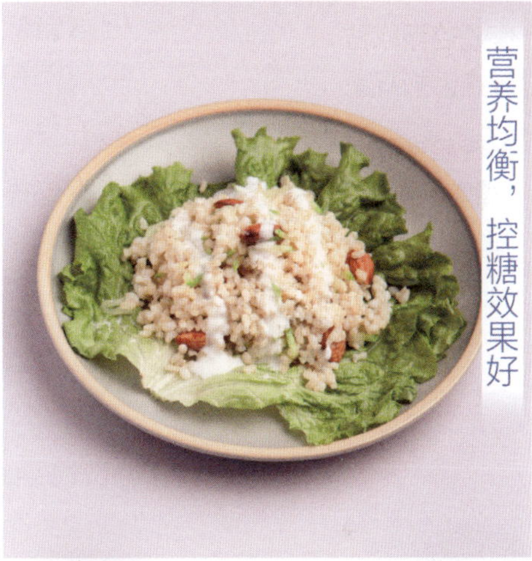

糙米黑芝麻豆浆 饮品

材料 黄豆50克，糙米30克，熟黑芝麻5克。

做法

1. 黄豆、糙米分别洗净，浸泡4小时。
2. 将全部材料倒入全自动豆浆机中，加水至上下水位线之间，打成浆，煮至豆浆机提示豆浆做好即可。

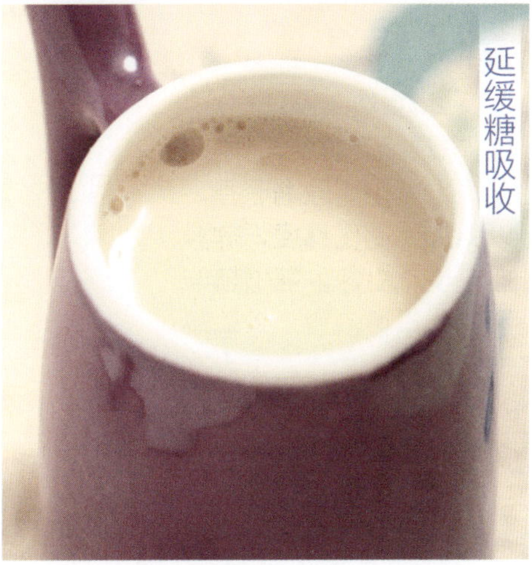

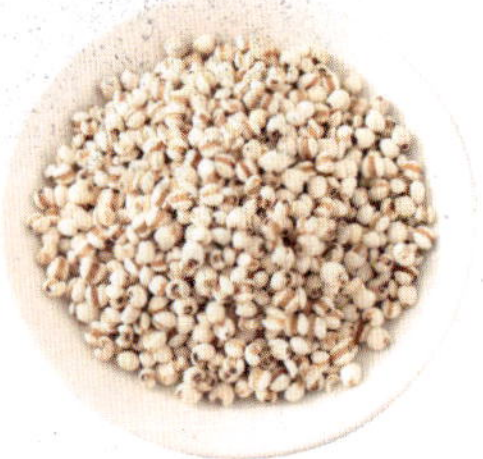

薏米 | 利湿健脾

控血糖关键词	膳食纤维	多糖
血糖生成指数	45（低）	

性味归经

性微寒，味甘、淡，入脾、肾、肺经。

推荐用量

40～50 克 / 日

有效控糖吃法

煮饭、煲汤、榨汁

主要营养成分

热量	361 千卡
碳水化合物	71.1 克
蛋白质	12.8 克
脂肪	3.3 克

每 100 克可食部含量

温馨提示

薏米水祛湿控糖

平时可以泡点薏米煮水，也可以加红豆、柠檬等煮水喝，不仅有助于控糖，还有较好的祛湿利尿作用。

为什么能稳血糖

现代医学：薏米中的膳食纤维可延缓餐后血糖的上升速度，含有的多糖帮助稳控血糖，可抑制氧自由基对胰岛细胞的损伤。

传统医学：薏米利湿健脾、清热利尿，可改善糖尿病肾病尿少、水肿等症状，很适合糖尿病患者。《神农本草经注》中载，薏米“健脾益胃，补肺清热，祛风胜湿。炊饭食，治冷气。煎饮，利小便”。

一日三餐健康吃法

1. 薏米一次性吃太多容易引起胀气等不适，每日以 40～50 克为宜。

2. 薏米用冷水轻轻淘洗为佳，不要用力揉搓，以免造成水溶性维生素的流失。薏米在煮之前用温水浸泡 2 小时口感更佳，更易熟且更有助于控糖。

3. 将薏米加牛奶打成米糊不仅清甜味美，还可更好地保存其中的控糖营养素。

南瓜薏米饭 主食

材料 薏米25克，南瓜150克，大米50克。

做法

❶ 南瓜洗净，去皮、瓤，切小块。
❷ 薏米洗净，去杂质，浸泡2小时；大米洗净，浸泡30分钟。
❸ 将大米、薏米、南瓜块和适量清水放入电饭锅中，蒸至电饭锅提示米饭蒸好即可。

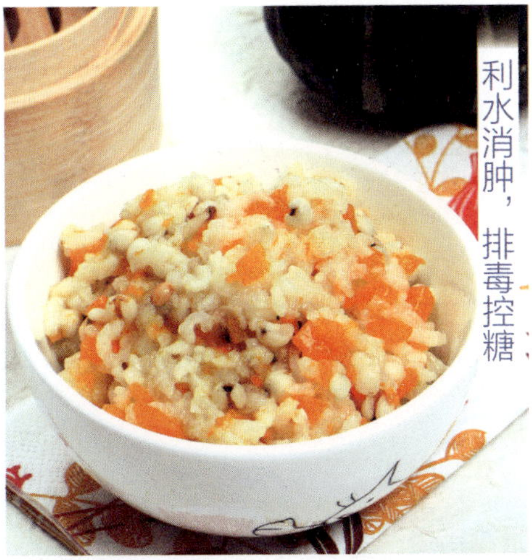

老鸭薏米煲冬瓜 汤羹

材料 带皮冬瓜块250克，老鸭块500克，薏米40克。

调料 陈皮、姜片各3克，盐2克。

做法

❶ 带皮冬瓜块洗净；薏米洗净，泡2小时；老鸭块冷水入锅焯烫，洗净。
❷ 将老鸭块、薏米、陈皮、姜片、适量清水放入锅中大火煮开，转小火炖1小时，放入冬瓜块炖10分钟，加盐调味即可。

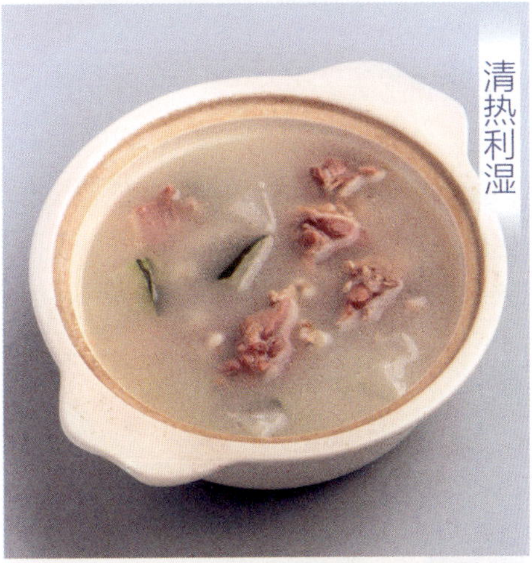

草莓薏米酸奶 饮品

材料 鲜草莓100克，薏米50克，原味酸奶200克。

做法

❶ 薏米洗净，用清水浸泡2小时，放入锅中煮熟至软烂，捞出，凉凉；鲜草莓洗净去蒂，切小块。
❷ 将薏米、草莓块、酸奶一起放入搅拌机中，搅拌均匀即可。

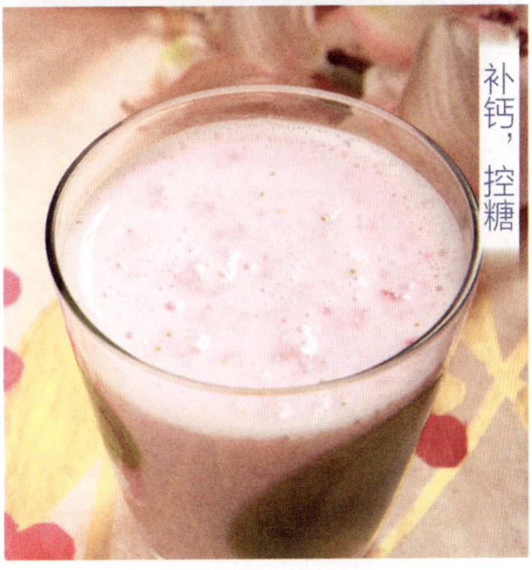

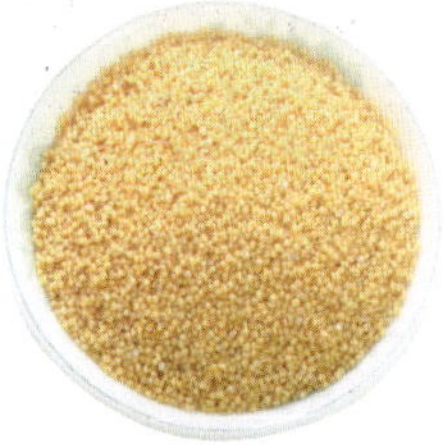

小米 | 利尿消肿

控血糖关键词	维生素 B_1	膳食纤维
血糖生成指数	71（高）	

性味归经

性凉，味甘、咸，入脾、胃、肾经。

推荐用量

50 克 / 日

有效控糖吃法

蒸饭、做馒头、打豆浆

主要营养成分

热量	361 千卡
碳水化合物	75.1 克
蛋白质	9.0 克
脂肪	3.1 克

每 100 克可食部含量

温馨提示

小米粉养胃助消化

小米 30 克，炒黄打成粉。每日 2 次，每次 2 匙，连服 1~3 个月，可促进消化吸收，并有养胃的功效。

为什么能稳血糖

现代医学：小米中的维生素 B_1 可参与糖类和脂肪的代谢，帮助葡萄糖转变成热量，控制血糖。小米对糖尿病患者服药引起的肠道反应有辅助治疗作用。

传统医学：小米有清热解渴、健胃除湿的功效，适合糖尿病患者食用。《日用本草》中记载，小米“和中益气，止痢，治消渴，利小便”。

一日三餐健康吃法

1. 完全用小米制作米饭口感粗糙，也不易于消化。糖尿病患者可以用大米配小米制作二米饭。

2. 小米中缺乏赖氨酸，而大豆富含赖氨酸，二者同食，可以补充小米赖氨酸缺乏的不足。可将小米面和黄豆面搭配做馒头。

3. 淘米次数不宜过多，更不宜用手使劲搓，否则会造成营养成分的流失。

二米饭 主食

材料 大米100克，小米60克。

做法

❶ 大米、小米混合淘洗干净，用水浸泡20分钟。

❷ 在电饭锅中加入适量清水，放入大米和小米，按下煮饭键，煮熟跳键后即可。

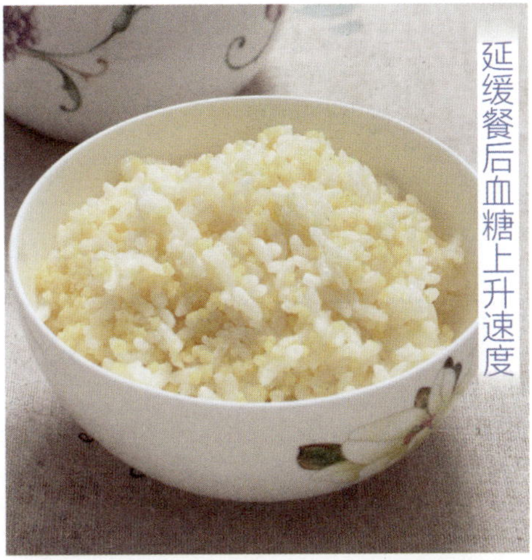

杂粮馒头 主食

材料 小米面100克，黄豆面50克，酵母适量。

做法

❶ 小米面、黄豆面和适量酵母用温水和成较软的面团，醒发20分钟。

❷ 将面团整形放在蒸屉上，用大火将水烧开，转小火蒸30分钟至熟，取出凉凉，切块即可。

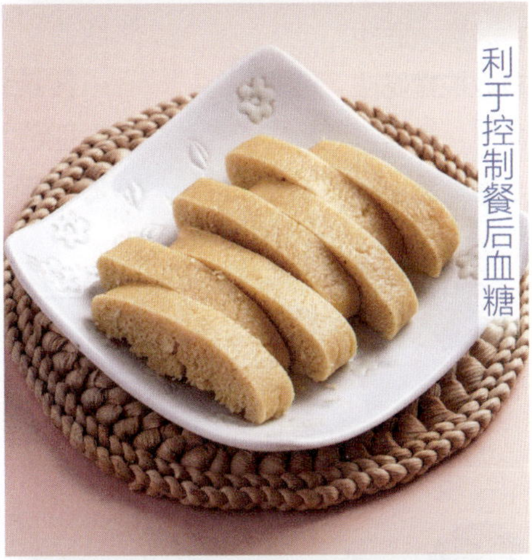

燕麦小米豆浆 饮品

材料 黄豆40克，小米30克，燕麦20克。

做法

❶ 黄豆、燕麦洗净，浸泡4小时；小米洗净，浸泡2小时。

❷ 将浸泡好的黄豆、燕麦、小米放入豆浆机中，加水至上下水位线之间，打成浆，煮至豆浆机提示豆浆做好即可。

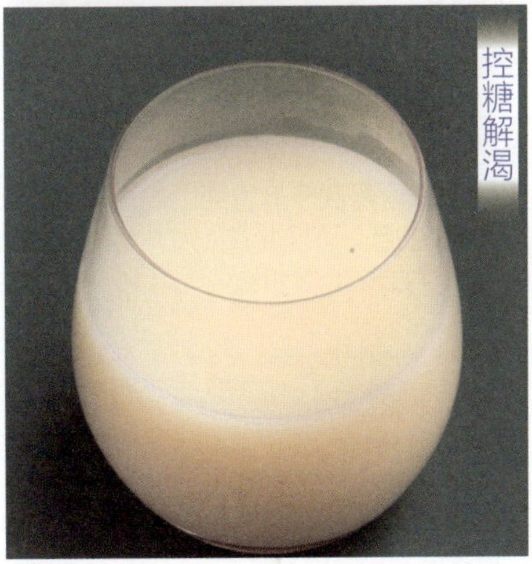

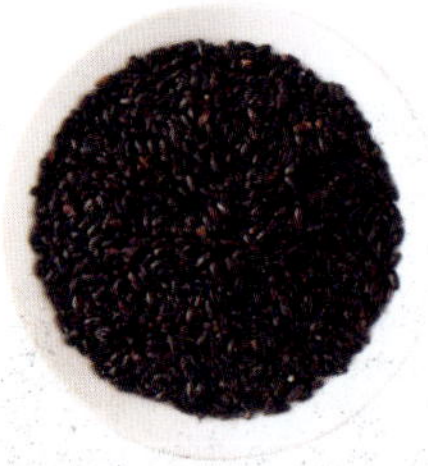

黑米 | 提高胰岛素的利用率

控血糖关键词	膳食纤维	花青素
血糖生成指数	55（中）	

性味归经
性平，味甘，入脾、胃经。

推荐用量
50克/日

有效控糖吃法
蒸饭、做馒头、做饮品

主要营养成分

热量	341千卡
碳水化合物	72.2克
蛋白质	9.4克
脂肪	2.5克

每100克可食部含量

温馨提示

黑米适宜与豆类搭配
用黑米和豆类一起搭配做成豆饭，营养互补，也利于控制血糖。.

为什么能稳血糖

现代医学：黑米中的膳食纤维可降低葡萄糖的吸收速度，防止餐后血糖急剧上升，利于糖尿病患者病情的改善；而含有的花青素有助于调节血糖。

传统医学：黑米入肾，《神农本草经注》载，黑米能滋阴补肾、健身暖肝、明目活血，民间习称为“药米”。

一日三餐健康吃法

1. 煮黑米饭时，黑米和水的比例建议为1∶2.5，煮熟即可打开锅盖，减少焖煮，降低糊化程度，以助控糖。

2. 蒸馒头时黑米粉与面粉搭配，加入酵母发酵后蒸制。单用黑米粉做馒头，虽控糖效果更好，但是口感不太好，加少许面粉能改善口感。

3. 黑米外包裹着一层坚韧的种皮，不易煮烂，可用冷水轻轻淘洗，并适当浸泡再煮。泡米的水不要倒掉，与米同煮可减少营养流失。

黑米藜麦饭 主食

材料 黑米 60 克，藜麦 30 克，大米 90 克。

做法

❶ 黑米、藜麦、大米分别洗净，黑米、藜麦浸泡 4 小时。

❷ 将材料全部放入电饭锅内，加入适量水，按下煮饭键，煮熟即可。

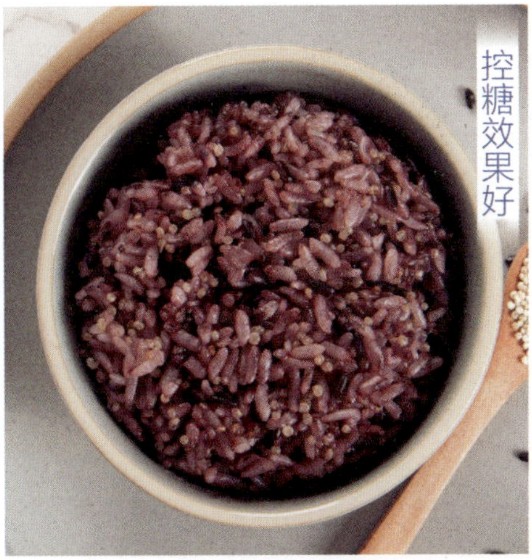

黑米面馒头 主食

材料 面粉 150 克，黑米面 75 克，酵母适量。

做法

❶ 酵母用温水化开并调匀；面粉和黑米面倒入盆中，加酵母水和适量清水搅匀，揉成光滑的面团。

❷ 将面团平均分成若干小面团，揉成团，制成馒头生坯，醒发 30 分钟，放入烧沸的蒸锅蒸 20 分钟即可。

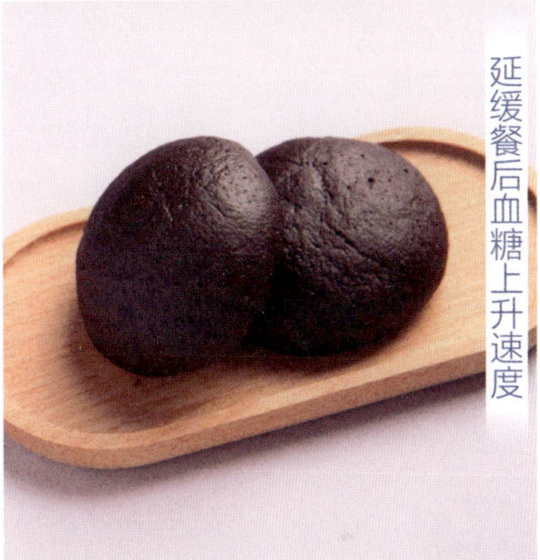

黑米红豆西米露 饮品

材料 黑米 30 克，红豆 15 克，西米 20 克，牛奶 60 克。

做法

❶ 红豆洗净，浸泡 4 小时；黑米洗净，浸泡 2 小时；浸泡完后放入锅中，大火煮沸，转中火煮熟。

❷ 西米放入锅中，大火煮 8 分钟左右，盖盖焖一会儿，盛出，凉凉。

❸ 将煮熟的黑米、红豆、西米放入碗中，加入牛奶，搅拌均匀即可。

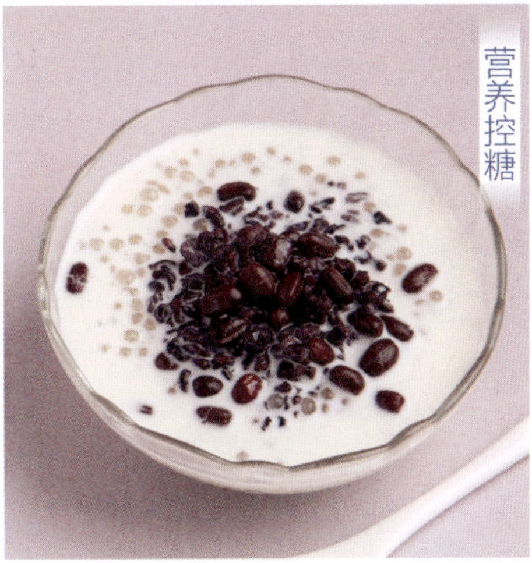

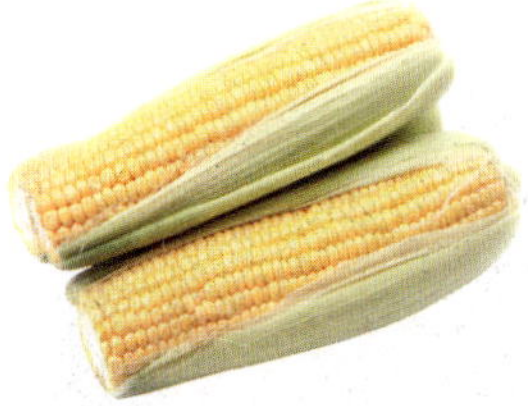

玉米 | 胰岛素的加强剂

控血糖关键词	谷胱甘肽	膳食纤维	镁
血糖生成指数	55（中）		

性味归经

性平，味甘，入手、足阳明经。

推荐用量

50～100克/日

有效控糖吃法

蒸煮、炒食、打汁

主要营养成分

热量	112 千卡
碳水化合物	22.8 克
蛋白质	4.0 克
脂肪	1.2 克

每 100 克可食部含量

温馨提示

玉米须泡水喝利尿控糖

玉米须有利水消肿、利湿退黄的功效。玉米须泡水喝，能调控血糖、辅治糖尿病。也可取苦丁茶 2 克，干玉米须 8 克。用开水冲服饮用，可消脂减肥、利尿控糖。

为什么能稳血糖

现代医学：玉米中所含有的镁、铬、谷胱甘肽等具有调节胰岛素分泌的功效，是胰岛素的加强剂，所含的膳食纤维也有延缓餐后血糖上升的作用。

传统医学：玉米调中开胃、利尿消肿，可用于消渴症。如江西《锦方实验录》中记载，用玉米水煎服，治糖尿病。《本草推陈》载，玉米“为健胃剂。煎服亦有利尿之功”。

一日三餐健康吃法

1. 糖尿病患者宜选择含膳食纤维较多的老玉米，尽量少吃含糖量高的甜玉米和支链淀粉含量高、食用后易升高血糖的糯玉米。

2. 玉米的胚尖含有丰富的不饱和脂肪酸，有助于控制血糖。在剥玉米时不要将玉米胚尖浪费掉，可以将玉米先切成小段，将竖着的两排玉米粒先剥下来，然后用大拇指斜着将每一排玉米粒剥下来。

松仁玉米 热菜

材料 嫩玉米粒 200 克，黄瓜 50 克，去皮松仁 30 克。

调料 盐 2 克。

做法

❶ 嫩玉米粒洗净，焯水，捞出；去皮松仁煎香，捞出；黄瓜洗净，切丁。

❷ 油锅烧热，放玉米粒、黄瓜丁炒熟，加盐略炒，加松仁炒匀即可。

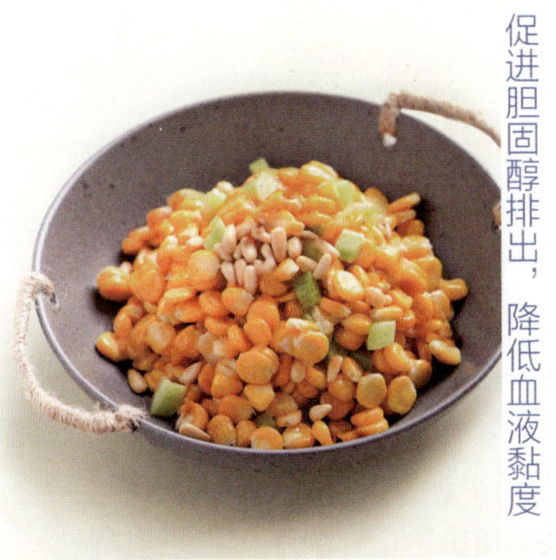

蒸玉米 主食

材料 鲜玉米 2 根（约 300 克）。

做法

❶ 鲜玉米去皮去须，洗净。

❷ 蒸锅置火上，倒入适量清水，放上蒸屉，放入玉米，待锅中的水开后再蒸 20 分钟即可。

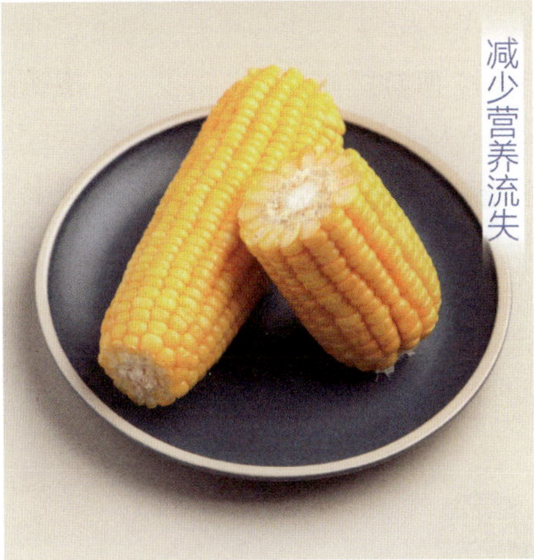

玉米汁 饮品

材料 鲜玉米 300 克。

做法

❶ 鲜玉米洗净，剥粒。

❷ 将玉米粒放入豆浆机中，加适量清水，打成汁即可。

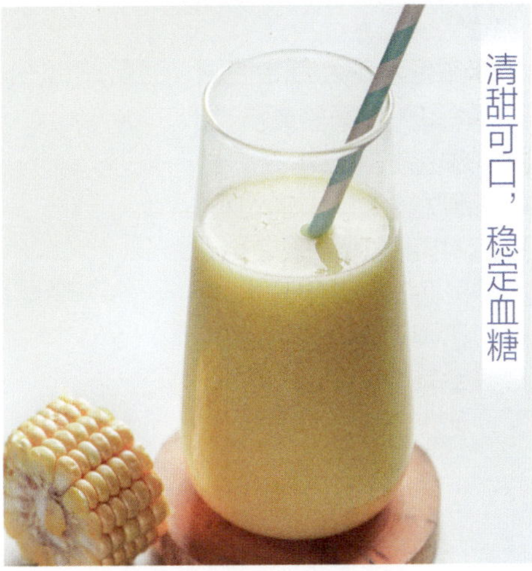

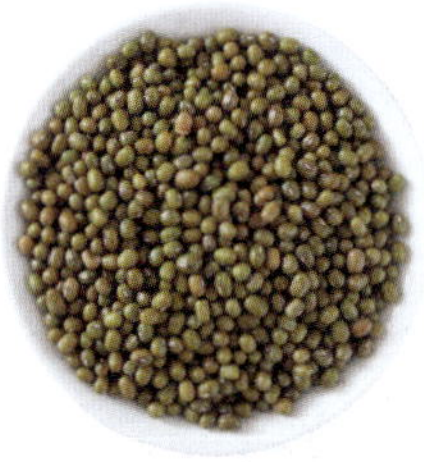

绿豆 | 止渴降糖，消肿利尿

控血糖关键词	膳食纤维	维生素 B_1
血糖生成指数	27（低）	

性味归经

性寒，味甘，入胃、心经。

推荐用量

30～40 克 / 日

有效控糖吃法

煮食、打浆

主要营养成分

热量	329 千卡
碳水化合物	62.0 克
蛋白质	21.6 克
脂肪	0.8 克

每 100 克可食部含量

温馨提示

怎样喝绿豆汤能有效控糖

糖尿病患者适宜喝不加糖的绿豆汤，且在煮的时候不要煮太烂，最好没开花，这样对血糖的影响小。另外，建议多喝汤、少吃豆，把绿豆汤当成饮品，可帮助糖尿病患者清热解暑，利水消肿。

为什么能稳血糖

现代医学：绿豆中含有较多的膳食纤维、硒、维生素 B_1 等营养物质，能帮助糖尿病患者较好地控制空腹血糖及餐后血糖。而且绿豆也是减脂消肿、清暑热的好食材。

传统医学：绿豆可淡渗利湿、解暑止咳，单煮汤可用于治水肿、小便不利及暑热烦渴。《神农本草经注》载，绿豆“治痘毒，利肿胀”。

一日三餐健康吃法

1. 绿豆性寒凉，身体虚寒或脾胃虚寒的糖尿病患者不宜过量食用，否则会出现腹痛、腹泻等症状。需服中药的患者最好不要将绿豆与中药同服，以免影响药效。

2. 绿豆不可长时间熬煮，大火烧开，转中火煮熟即可，以免破坏有机酸和维生素，影响控糖效果。

3. 绿豆定时浇水可孵成绿豆芽，在孵成绿豆芽的过程中维生素 C 的含量大大增加，并且绿豆芽的热量较低，适合糖尿病患者食用。

瓜皮绿豆饮 饮品

材料 绿豆 50 克，鲜西瓜皮 100 克。

做法

❶ 绿豆洗净，用清水浸泡 4 小时；鲜西瓜皮洗净，去绿皮及红瓤，切丁。

❷ 将绿豆放入锅中，加适量水，大火烧沸后用小火煮熟，再倒入西瓜皮丁煮沸即可。

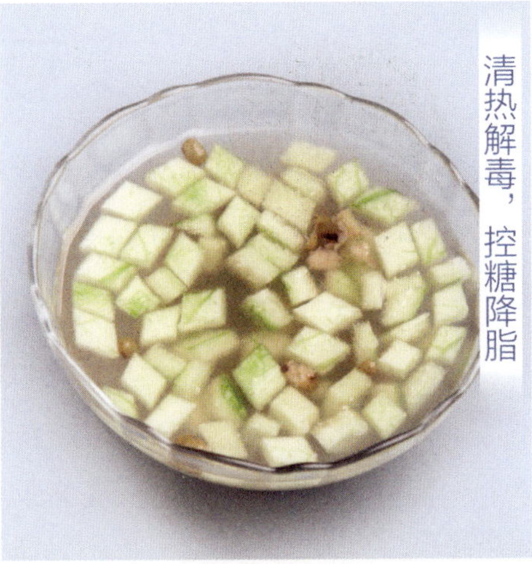

高纤绿豆饭 主食

材料 绿豆、薏米各 30 克，糙米 60 克，豌豆、胡萝卜各 50 克。

做法

❶ 绿豆、薏米、糙米洗净，浸泡 4 小时；豌豆洗净；胡萝卜洗净，切丁。

❷ 将全部材料一起放入电饭锅中，加入适量清水，按下煮饭键，煮好后稍凉即可。

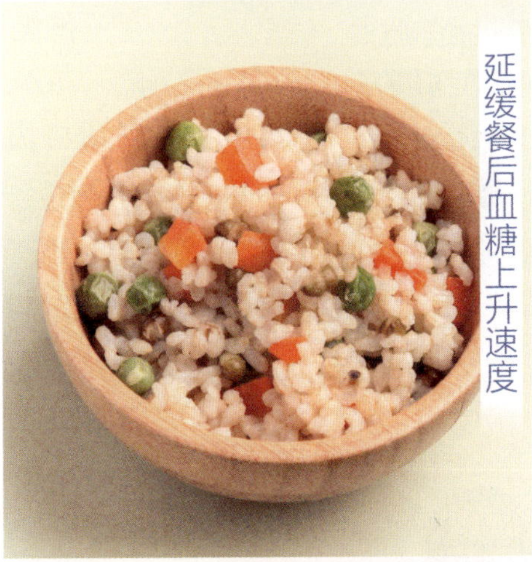

醋熘绿豆芽 热菜

材料 绿豆芽 200 克。

调料 葱丝、花椒各 5 克，盐 2 克，醋 20 克。

做法

❶ 绿豆芽洗净，用沸水快速焯一下，在凉水中浸泡后捞起，沥干。

❷ 锅内倒入少许底油，将花椒在油锅内炸香，去掉花椒，放葱丝炝锅，然后放入绿豆芽，加盐、醋翻炒几下即可。

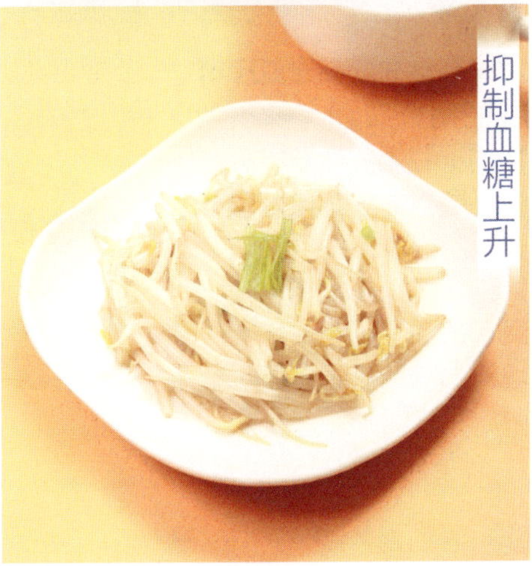

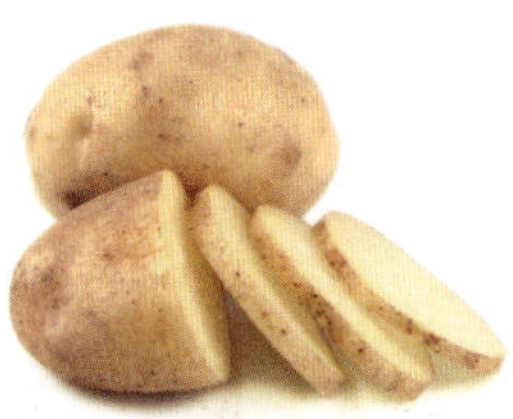

土豆 | 升糖速度相对较慢，更抗饿

控血糖关键词	膳食纤维	钾
血糖生成指数	62（中）	

性味归经

性平，味甘，入脾、胃、大肠经。

推荐用量

50～100克/日

有效控糖吃法

煮食、清炒

主要营养成分

热量	81 千卡
碳水化合物	17.8 克
蛋白质	2.6 克
脂肪	0.2 克

每 100 克可食部含量

温馨提示

土豆煮熟了放凉吃更控糖

煮熟后放凉的土豆比刚煮熟的土豆的抗性淀粉含量多，更有助于糖尿病患者稳定血糖。

为什么能稳血糖

现代医学：土豆富含膳食纤维，有助于改善胰岛素活性。其中还含有大量的钾，能够调节血压，对糖尿病合并高血压患者有益。

传统医学：土豆有补脾缓急止痛、益气和中的功效，可用于胃脘隐痛、体倦乏力。《食物中药与便方》中载，土豆“和胃，调中，健脾，益气”。

一日三餐健康吃法

1. 土豆淀粉含量高，不宜当作蔬菜大量食用，可以按照4∶1的比例用土豆置换主食，如每食用200克土豆，要减少50克主食。

2. 土豆做菜宜切成大块，不要制成土豆泥等软烂食物，也不要制成炸薯条等含脂肪高的食物，否则会加速血糖升高。土豆加醋炒制不仅更鲜脆，而且更控糖。

3. 蒸米饭的时候可以放入土豆块一起蒸，不用加油盐，在盛米饭时盛半碗米饭、半碗土豆，能帮助控制热量摄入。

日式土豆沙拉 凉菜

材料 土豆块150克，胡萝卜片、黄瓜片、洋葱丁各30克，鸡蛋1个(60克)，酸奶100克。

调料 黑胡椒粉、醋、盐各适量。

做法

❶ 土豆块、胡萝卜片蒸熟；鸡蛋煮熟，去壳，切丁。

❷ 将全部材料放盘中，加入黑胡椒粉、盐、醋、酸奶搅匀即可。

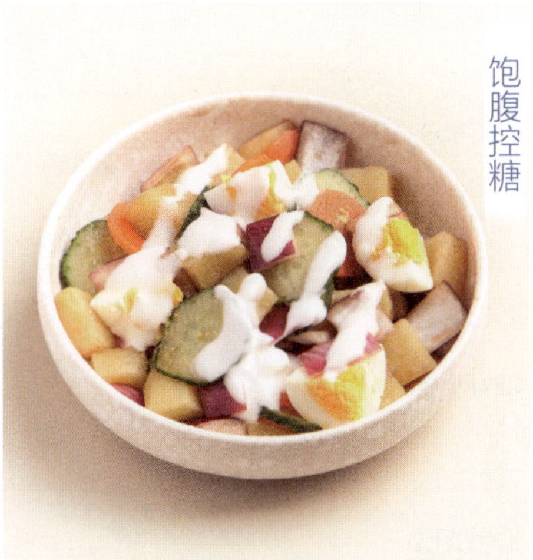

醋熘土豆丝 热菜

材料 土豆300克。

调料 葱丝、蒜末、盐各4克，醋10克。

做法

❶ 土豆洗净，削皮切丝，浸泡5分钟。

❷ 锅内倒油烧热，爆香葱丝、蒜末，倒土豆丝翻炒，烹醋，加盐继续翻炒至熟即可。

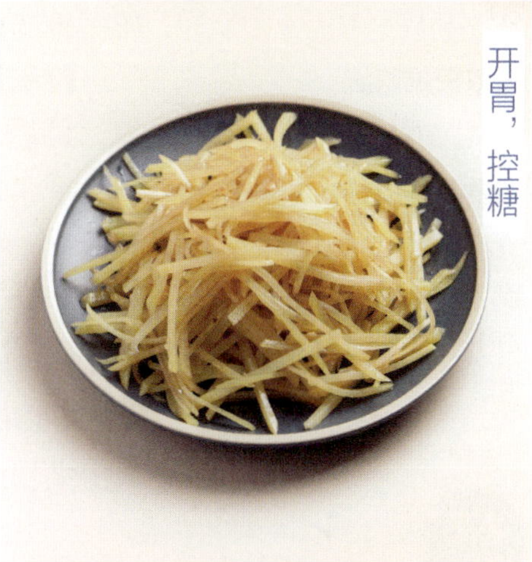

土豆饼 主食

材料 土豆丝500克，鸡蛋2个(120克)，面粉200克。

调料 盐3克，葱花、花椒粉各适量。

做法

❶ 把土豆丝、鸡蛋、葱花和适量面粉放在一起，加入盐、花椒粉，再加适量水搅拌均匀，制成面糊。

❷ 锅中倒油烧热，放入面糊，小火慢煎；待面糊凝固，翻面，煎至两面金黄即可。

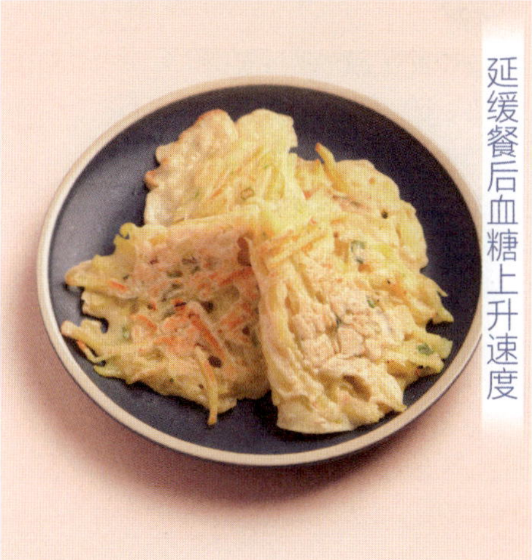

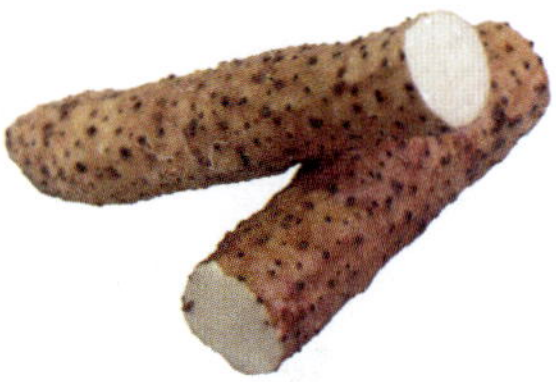

山药

健脾益气，除湿

控血糖关键词	膳食纤维	黏液蛋白
血糖生成指数	51（低）	

性味归经

性平，味甘，入脾、肺、肾经。

推荐用量

50～100克/日

有效控糖吃法

蒸煮、清炒、做汤、打浆

主要营养成分

热量	57 千卡
碳水化合物	12.4 克
蛋白质	1.9 克
脂肪	0.2 克

每 100 克可食部含量

温馨提示

怀山药牛蒡子饮——促进胰岛素分泌，止消渴

山药和牛蒡是天热的控糖食材，二者搭配可增强人体的胰腺功能，促进胰岛素的分泌，加速人体内糖的代谢，帮助有效控糖。取怀山药 30 克， 牛蒡子 3 克。将怀山药与牛蒡子加水熬煮 30 分钟，可作饮料饮用。

为什么能稳血糖

现代医学：山药中含有黏液蛋白，能帮助延缓糖类的吸收，减轻胰岛负担。另外，山药中的膳食纤维有助于控制餐后血糖上升速度，适合糖尿病患者食用。

传统医学：山药有健脾益气、补肺固肾的功效，可以强健身体，帮助控血糖。《神农本草经注》载，山药“补中益气力，长肌肉……久服耳目聪明，轻身不饥延年”。

一日三餐健康吃法

1. 山药也属于高碳水化合物食物，食用时应减少主食量，将山药和米饭按4∶1的比例替换。

2. 山药宜蒸着吃，还可以切厚片炒食，这些吃法都能延缓血糖上升速度，帮助控糖。另外，在削皮前最好戴一次性手套，以防皮肤过敏。

3. 山药含有膳食纤维，与排骨等炖汤食用，不仅营养丰富，而且能产生较强的饱腹感，有助于控制餐后血糖上升的速度。

番茄炒山药 热菜

材料 山药、番茄各 100 克。

调料 葱末、姜末、盐各 2 克。

做法

❶ 山药洗净，削皮切片，焯一下捞出；番茄洗净，去皮，切块。

❷ 锅内倒油烧热，爆香葱末、姜末，放番茄块煸炒，倒入山药片，放盐炒熟即可。

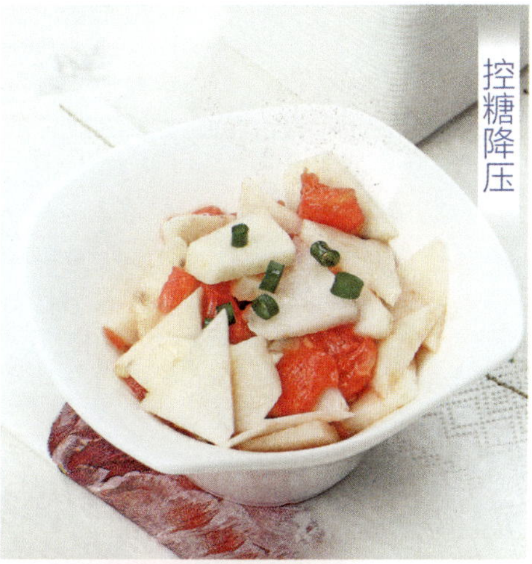

山药排骨汤 汤羹

材料 猪小排 200 克，山药片 150 克。

调料 盐 3 克。

做法

❶ 猪小排剁块，用沸水焯烫，洗净。

❷ 锅内放入猪小排块、适量清水，大火煮 40 分钟后，把山药片放入锅中，大火煮开后，转小火炖煮 20 分钟，加盐调味即可。

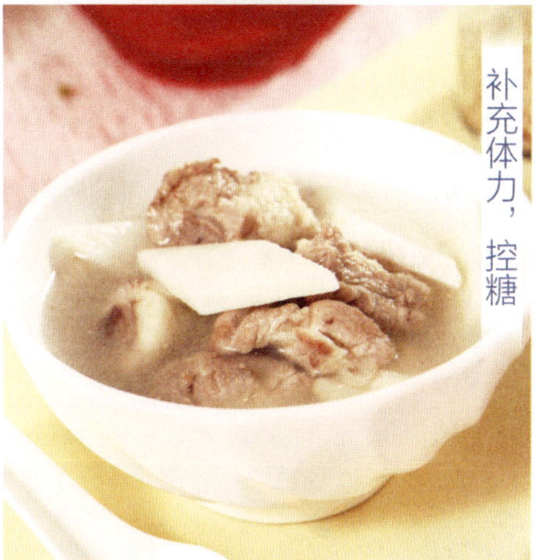

荞麦山药红豆豆浆 饮品

材料 红豆、山药块各 50 克，荞麦米 20 克。

做法

❶ 红豆洗净，浸泡 4 小时；荞麦米洗净，浸泡 2 小时。

❷ 全部材料倒入全自动豆浆机中，加水至上、下水位线之间，打成浆，煮至豆浆机提示豆浆做好即可。

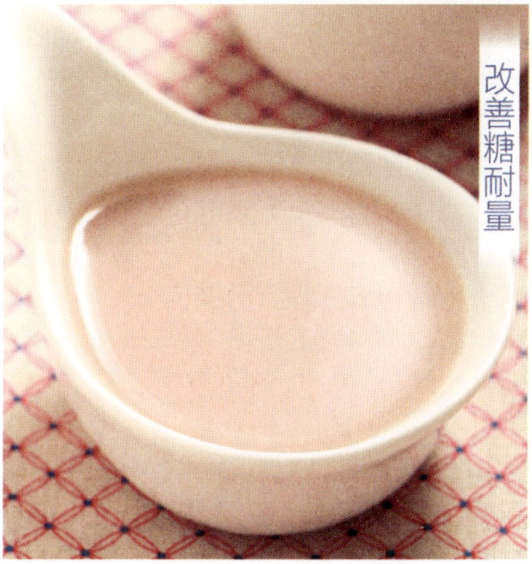

蔬菜

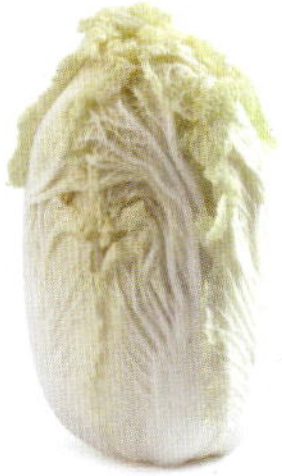

大白菜 | 提高胰岛素敏感性

控血糖关键词	膳食纤维	维生素 C

性味归经

性凉，味甘，入胃、大肠、膀胱经。

推荐用量

100 克 / 日

有效控糖吃法

凉拌、清炒、炖汤

主要营养成分

热量	20 千卡
碳水化合物	3.4 克
蛋白质	1.6 克
脂肪	0.2 克

每 100 克可食部含量

温馨提示

大白菜全身富含营养

大白菜的根部富含膳食纤维，食用的时候别丢弃。用大白菜根煮水喝，有助于缓解伤风感冒。

为什么能稳血糖

现代医学：大白菜富含膳食纤维，能促进肠胃蠕动，减缓餐后血糖上升速度。富含的维生素 C 有抗氧化作用，能帮助清除体内自由基，减缓糖尿病病情进展。

传统医学：大白菜有解热除烦，生津止渴，通利肠胃的功效。《本草省常》中载，大白菜“利肠胃，安五脏，除烦热，解酒毒，消食下气，止嗽和中，久食令人肥健”。

一日三餐健康吃法

1. 切大白菜时宜顺丝切，这样大白菜易熟。烹调时宜急火快炒，不宜用焯后挤汁的方法，这样会导致营养流失。

2. 用大白菜做凉拌菜时，可以加点醋，这样既可以增加菜肴的美味，又可以减少食盐用量，更利于血糖稳定。

3. 大白菜与黄豆、豆腐、海米等同食，营养互补，可提高菜品的营养价值。

白菜心拌海蜇 凉菜

材料 大白菜丝300克，海蜇皮丝100克。

调料 蒜泥、盐、醋、香菜段各适量，香油2克。

做法 海蜇皮丝和大白菜丝一同放入盘中，加蒜泥、盐、醋、香油拌匀，撒上香菜段即可。

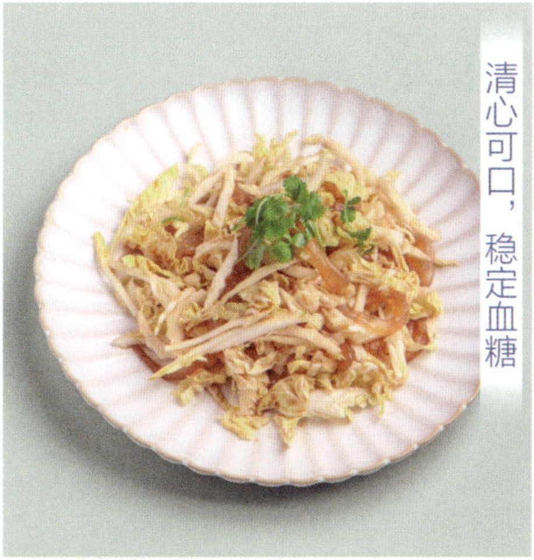

木耳炒大白菜 热菜

材料 大白菜300克，干木耳5克。

调料 盐2克。

做法

❶ 大白菜洗净，切片；干木耳泡发，洗净，去蒂，撕小块。

❷ 锅内倒油烧热，下木耳翻炒，加入大白菜片炒熟，加盐调味即可。

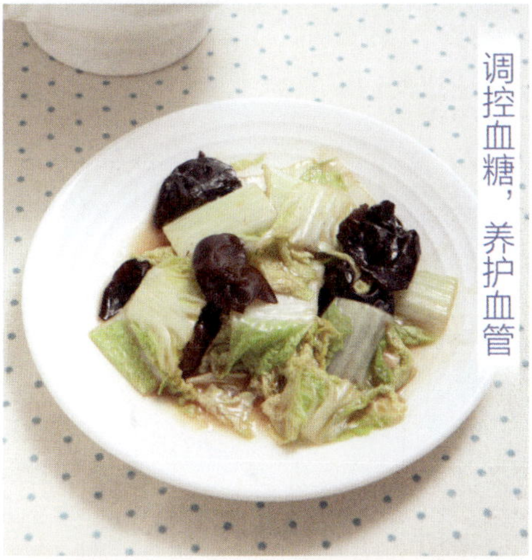

黄豆白菜汤 汤羹

材料 大白菜300克，黄豆40克。

调料 葱花10克，姜片5克，盐2克。

做法

❶ 黄豆洗净，浸泡4小时；大白菜洗净，切段。

❷ 油锅烧至六成热，爆香姜片、葱花，加入黄豆、清水煮沸，转小火再煮20分钟，加入大白菜段煮透，加盐调味即可。

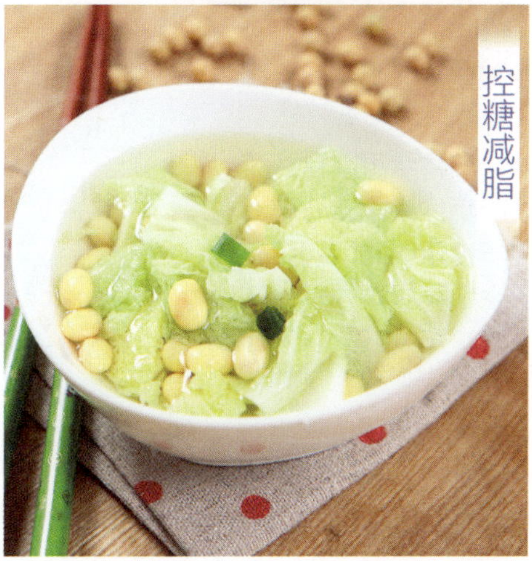

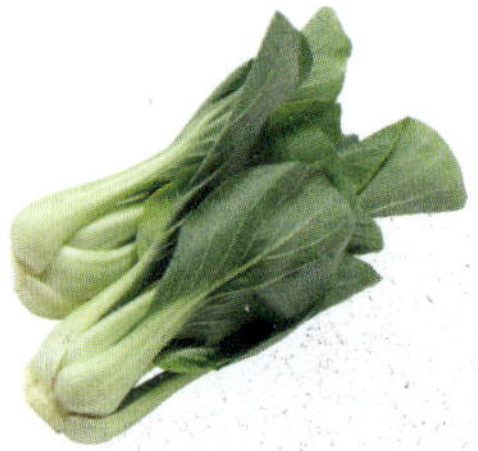

油菜 | 有助于稳定血糖

控血糖关键词	膳食纤维	维生素 C	钙

性味归经

性凉，味甘，入肝、脾、胃经。

推荐用量

100 克 / 日

有效控糖吃法

凉拌、清炒

主要营养成分

热量	12 千卡
碳水化合物	1.6 克
蛋白质	1.3 克
脂肪	0.2 克

每 100 克可食部含量

温馨提示

油菜辅助补钙

糖尿病患者补钙时，除了食用牛奶、豆腐、鱼等外，也可以摄入含钙量高的蔬菜。油菜属于含钙较高的蔬菜，烹饪起来也较为简单，宜用于糖尿病患者日常补钙。

为什么能稳血糖

现代医学：油菜中的维生素 C 可维持胰岛素功能，促进组织对葡萄糖的利用及胰岛素的形成；膳食纤维可延缓餐后血糖上升速度；含有的钙能帮助稳控血糖。

传统医学：油菜有活血化瘀，解毒消肿，宽肠通便的功效。在《随息居隐食谱》中载，油菜“烹食可口，散血消肿，破结通肠”。

一日三餐健康吃法

1. 油菜搭配豆腐、香菇、鸡肉、虾仁等烹饪，可促进营养的互补和吸收，不仅美味，而且适合糖尿病患者食用。

2. 油菜炒制时宜现做现切，用大火快炒。

3. 烫油菜时，一般 1 分钟即可捞出过凉，以保持其鲜脆，也更有利于血糖的控制。

油菜拌木耳 凉菜

材料 油菜300克，水发木耳100克。

调料 生抽、香油各适量。

做法

❶ 油菜洗净，切段；水发木耳洗净，撕小朵。

❷ 将油菜段、木耳分别焯熟、沥干，加生抽、香油拌匀即可。

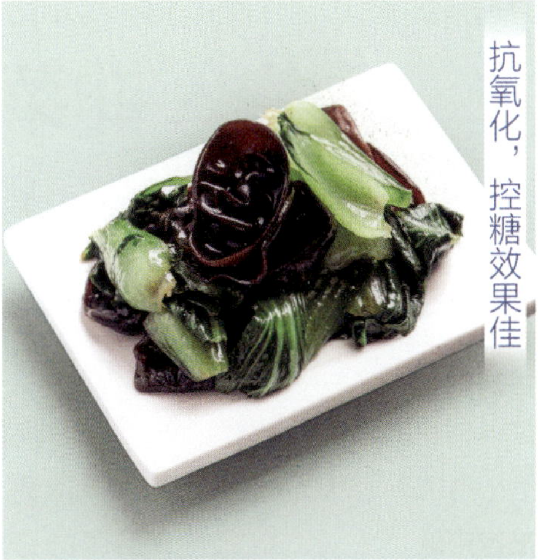

香菇油菜 热菜

材料 油菜段300克，鲜香菇100克。

调料 葱段、姜片、蒜末各5克，盐2克。

做法

❶ 鲜香菇洗净，切片，焯烫后捞出。

❷ 锅内倒油烧热，炒香葱段、姜片、蒜末，放香菇片炒软，放油菜段炒熟，加盐调味即可。

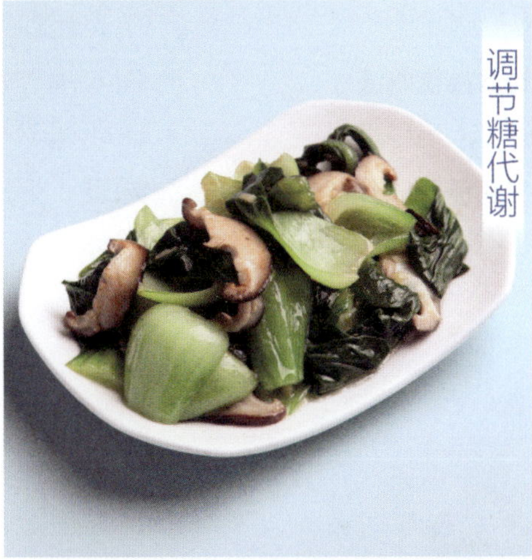

虾仁油菜 热菜

材料 油菜段300克，净虾仁80克。

调料 蒜末5克，盐3克，料酒适量，香油少许。

做法

❶ 净虾仁加料酒腌渍5分钟。

❷ 油锅烧热，爆香蒜末，倒虾仁炒至变色，放油菜段翻炒，加盐、香油炒熟即可。

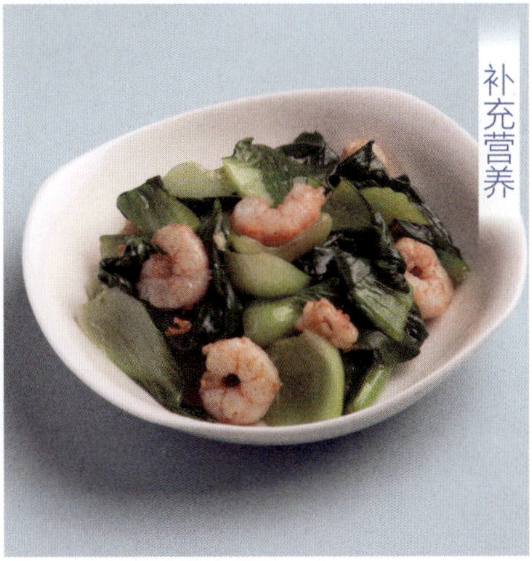

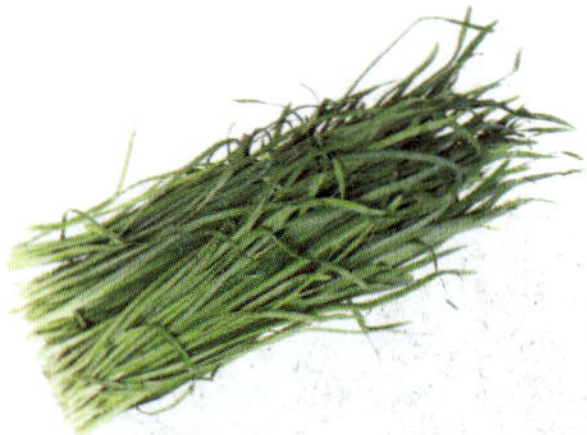

韭菜　通便，控糖

控血糖关键词	膳食纤维	含硫化合物	钙

性味归经

性温，味辛、甘，入肾、胃、肝经。

推荐用量

50~100克/日

有效控糖吃法

凉拌、炒食、做馅

主要营养成分

热量	25 千卡
碳水化合物	4.5 克
蛋白质	2.4 克
脂肪	0.4 克

每 100 克可食部含量

温馨提示

韭菜要挑叶窄的

糖尿病患者挑选韭菜时以窄叶韭菜为首选，即叶片修长，叶色深绿，纤维含量高，香味浓郁，但卖相较差的韭菜。另外，挑选韭菜时，注意看韭菜的根部割口处，割口处平整即为新鲜者，如果中间长出心来，就意味着放置的时间有些长了。

为什么能稳血糖

现代医学：韭菜中的含硫化合物以及钙、磷等能促进血液循环；富含的膳食纤维能帮助延缓餐后血糖上升。

传统医学：韭菜辛温散寒，温中益肾。《神农本草经注》中记载，韭菜与大米煮粥，每日服食，主治脾肾阳虚所致之腹中冷痛、阳痿早泄、腰膝无力、小便频数等。《本草拾遗》中载，韭菜“温中，下气，补虚，调和脏腑”。

一日三餐健康吃法

1. 韭菜可搭配核桃仁、虾或鸡蛋炒食，美味可口、营养均衡。也可以韭菜为主料做成馅，包饺子、包子等。

2. 炒韭菜时宜最后放盐，可减少水溶性维生素的流失，还能降低盐分的吸收，对糖尿病患者有益。

3. 韭菜很容易熟，要大火快炒，这样能减少营养素的破坏，口感好。

4. 韭菜在切开遇空气后，辛辣味会加重，烹调前再切口感更好。

5. 吃韭菜要适量。韭菜的温肾助阳效果好，因此不适宜阴虚火旺的患者多食，每日食用不宜超过 100 克。

韭菜拌豆芽 凉菜

材料 绿豆芽200克，韭菜150克。

调料 生抽、醋、香油各适量。

做法

❶ 绿豆芽洗净，掐头、掐尾；韭菜择洗干净，切成段。

❷ 将韭菜段、绿豆芽焯熟，捞出沥干，放入生抽、醋、香油拌匀即可。

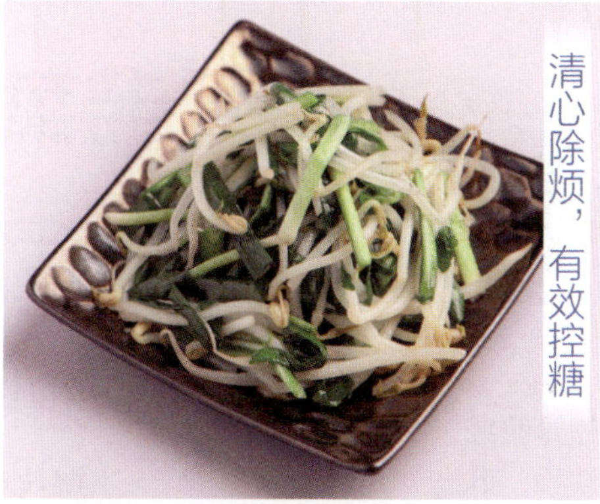

韭菜豆渣饼 主食

材料 豆渣、韭菜各50克，玉米面100克，鸡蛋2个。

调料 盐2克。

做法

❶ 韭菜洗净，切末；鸡蛋磕入碗中搅散。

❷ 将豆渣、玉米面、鸡蛋液、韭菜末混合在一起，加入盐，揉成团。

❸ 将面团分成大小均匀的小团，压成饼状。

❹ 在平底锅中刷油，用小火煎至两面金黄即可。

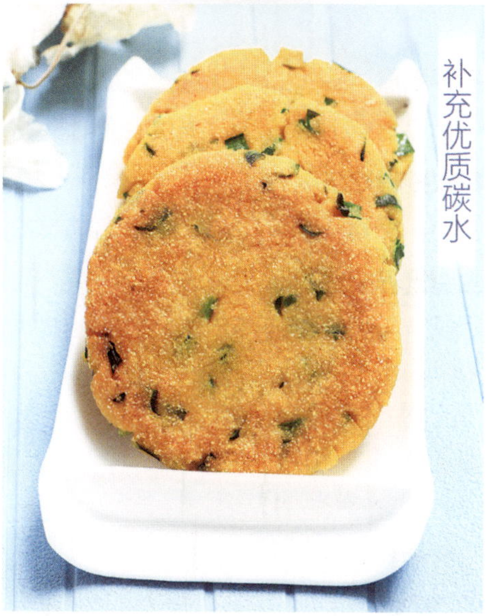

韭菜猪肉馅饼 主食

材料 韭菜200克，猪瘦肉150克，面粉300克。

调料 酱油、盐各适量，胡椒粉少许。

做法

❶ 猪瘦肉洗净剁碎；韭菜洗净，切末，与猪肉碎、胡椒粉、酱油拌匀做成馅。

❷ 面粉加温水制成面团，醒20分钟，擀成面皮，包入馅，做成馅饼生坯。

❸ 平底锅放适量植物油烧至五成热，下入生坯，煎至两面金黄即可。

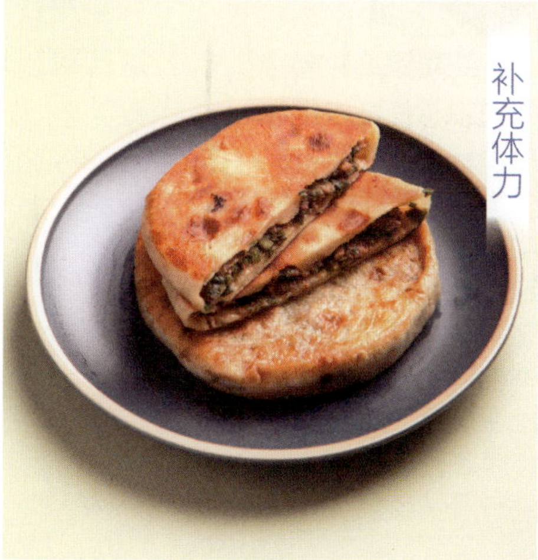

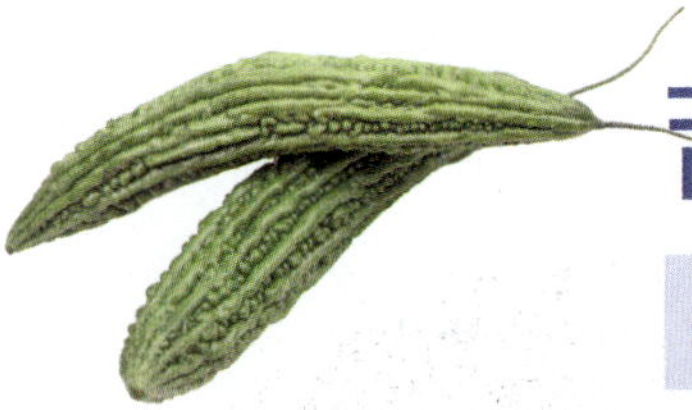

苦瓜 | 减轻胰岛负担

控血糖关键词	苦瓜皂苷	维生素 C

性味归经

性寒，味苦，入心、脾、肺经。

推荐用量

50～100 克 / 日

有效控糖吃法

凉拌、炒食、做汤

主要营养成分

热量	22 千卡
碳水化合物	4.9 克
蛋白质	1.0 克
脂肪	0.1 克

每 100 克可食部含量

温馨提示

糖尿病患者可以这样制作苦瓜汁

用擦丝器将苦瓜擦碎，用滤网或纱布在杯中挤出苦瓜汁，加入半杯水（水量可以自由调节）。如果怕苦，可以加入柠檬汁，调节口味。每天喝一杯，有助于减脂、控血糖。

为什么能稳血糖

现代医学：苦瓜中的苦瓜皂苷被称为“植物胰岛”，有明显的降血糖作用，不仅可以减轻人体胰腺的负担，有利于胰岛 β 细胞功能的恢复，还可延缓糖尿病继发白内障的出现。另外，苦瓜中含有一种“多肽 -P”的胰岛素样物质，能够有效调节血糖。另外，苦瓜中的苦瓜素被誉为“脂肪杀手”，能减少脂肪和多糖摄入。

传统医学：苦瓜能清热解毒，祛暑止渴，可用于热病烦躁或消渴。《滇南本草》中载，苦瓜“泻六经实火，清暑益气，止烦渴”。

一日三餐健康吃法

1. 苦瓜凉拌吃，可以更好地吸收其营养成分。如果用苦瓜炒菜、做汤等，不要烹制得过于烂熟，这样可以较好地保留苦瓜皂苷等控糖营养成分。

2. 苦瓜可以榨汁饮用，宜搭配其他食物同吃。长期饮用苦瓜汁对控制血糖有较好的效果。

凉拌苦瓜 凉菜

材料 苦瓜 300 克。

调料 盐、花椒、干辣椒段各适量，香油少许。

做法

❶ 苦瓜洗净，去瓤，切片，焯熟后捞出过凉，控干。

❷ 锅中倒油烧热，放入花椒、干辣椒段爆香，将炸好的花椒辣椒油淋在焯好的苦瓜片上，加盐、香油拌匀即可。

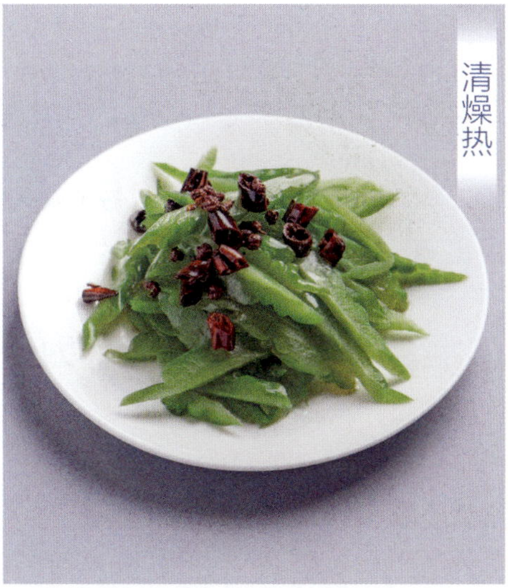

苦瓜炒肉片 热菜

材料 苦瓜 400 克，猪瘦肉 100 克。

调料 盐、生抽各 3 克，葱段、姜片、蒜末各 5 克。

做法

❶ 苦瓜洗净，去瓤，切片；猪瘦肉洗净，切片，加生抽腌渍片刻。

❷ 锅内倒油烧热，爆香葱段、姜片、蒜末，炒香肉片，再放入苦瓜片炒熟，加盐调味即可。

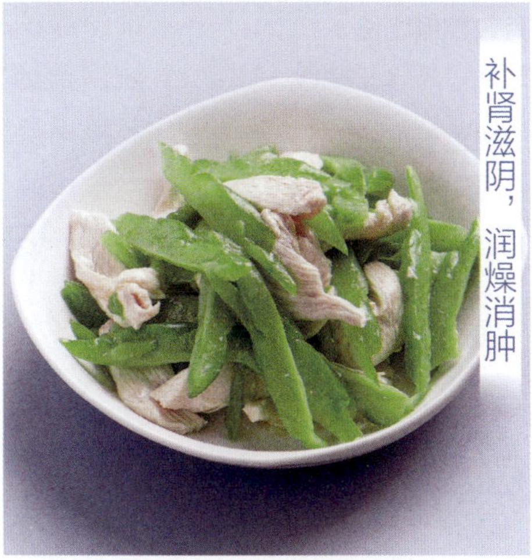

苦瓜菊花瘦肉汤 汤羹

材料 猪瘦肉 200 克，苦瓜 150 克，菊花 5 克。

调料 葱段、姜片、盐各适量。

做法

❶ 猪瘦肉洗净，焯水，切块；苦瓜洗净，切开去瓤，切片；菊花洗净。

❷ 锅中倒入适量清水，烧沸后放入瘦肉块、苦瓜片、菊花、葱段、姜片，慢炖 1 小时，加盐调味即可。

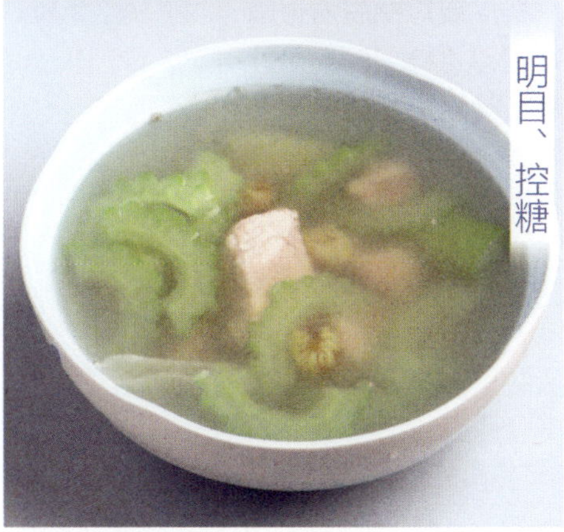

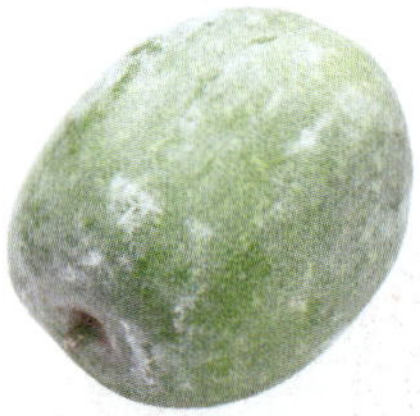

冬瓜　利小便、消水肿、止消渴

控血糖关键词	丙醇二酸	葫芦巴碱

性味归经

性微寒，味甘、淡，入肺、大肠、小肠、膀胱经。

推荐用量

100克/日

有效控糖吃法

清炒、炖汤、榨汁

主要营养成分

热量	10千卡
碳水化合物	2.4克
蛋白质	0.3克
脂肪	0.2克

每100克可食部含量

温馨提示

冬瓜皮对糖尿病有益

中医认为，冬瓜皮性微寒、味甘淡，能清热利尿消肿，常用于水肿胀满，尤其适用于湿热所致小便不利等症。将冬瓜皮炖汤，坚持饮服3～6个月，可帮助改善糖尿病患者的“三多”(饮多、食多、尿多)症状。

为什么能稳血糖

现代医学：冬瓜中含有的丙醇二酸和葫芦巴碱有助于抑制体内的糖类转化为脂肪，对于肥胖的2型糖尿病患者有益。而且冬瓜热量低、脂肪低、含糖量低，对血糖的影响非常小。

传统医学：冬瓜能清热，生津止渴，可用于热病烦躁或消渴。《本草图经》中载，冬瓜“主三消渴疾，解积热，利大、小肠”。

一日三餐健康吃法

1. 冬瓜最宜煲汤，和海带、薏米、绿豆等一起煲汤好处多多，能减肥、清胃热、除烦止渴、祛湿解暑、利小便、消水肿，改善糖尿病引起的水肿。

2. 冬瓜绞汁饮服，能生津止渴，改善消渴症状；也可用冬瓜与苦瓜共同打汁，加入适量柠檬汁，有控糖功效。

3. 用冬瓜做菜时要少放、晚放盐，这样不仅口感好，还可做到低盐，更适合糖尿病患者食用。

素炒冬瓜 热菜

材料 冬瓜 300 克。

调料 葱段、酱油各 5 克，醋 6 克，香菜段适量。

做法

❶ 冬瓜洗净，去皮除子，切小块。

❷ 锅内倒油烧至六成热，下入葱段爆香，放入冬瓜块翻炒至半透明时，调入酱油，加入没过冬瓜块的清水，煮至冬瓜块变透明时，加醋调味，撒上香菜段即可。

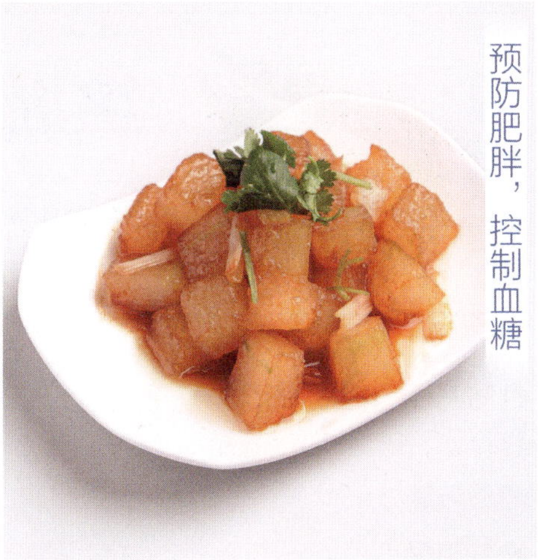

海带冬瓜汤 汤羹

材料 冬瓜 150 克，水发海带 50 克。

调料 盐、葱段各适量。

做法

❶ 冬瓜洗净，去皮、去瓤，切块；水发海带洗净，切块备用。

❷ 锅置火上，倒适量清水，放入冬瓜块、海带块煮沸，出锅前撒上葱段，放少许盐调味即可。

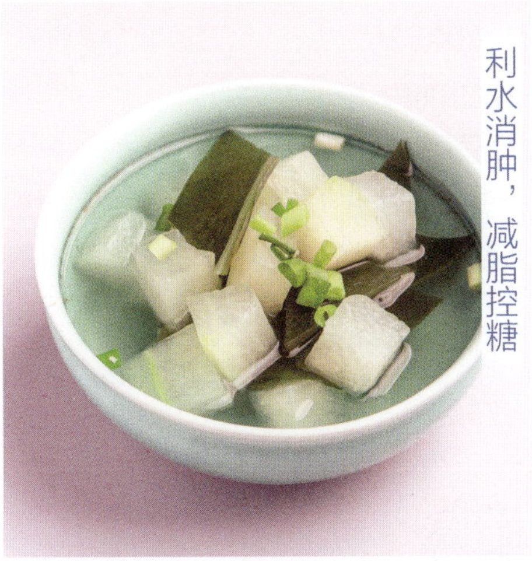

冬瓜汁 饮品

材料 冬瓜 200 克。

调料 柠檬汁适量。

做法

❶ 冬瓜去皮、瓤，洗净，切片。

❷ 将处理好的冬瓜片加适量饮用水放入榨汁机，榨成汁，加适量柠檬汁调味即可。

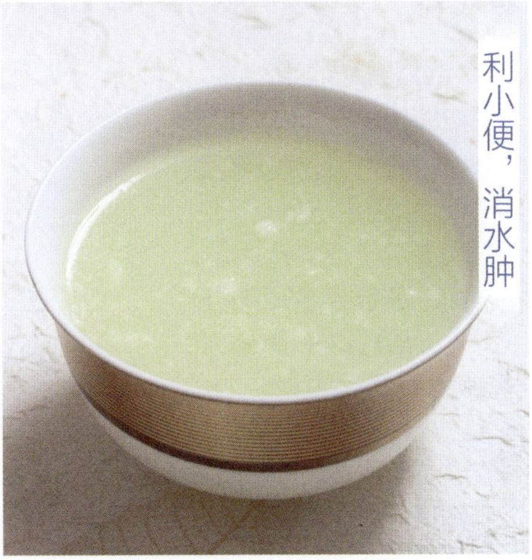

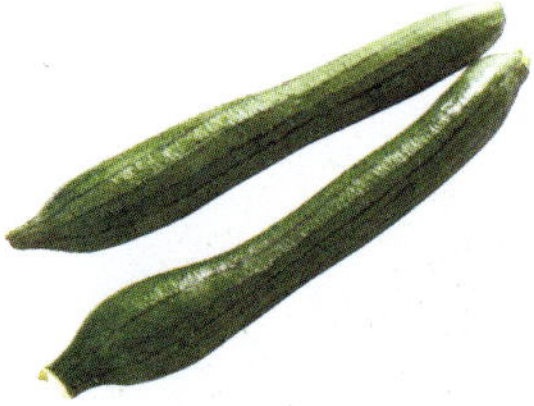

丝瓜　利尿，控糖

控血糖关键词	皂苷	膳食纤维

性味归经

性凉，味甘，入胃、肝经。

推荐用量

60～100克/日

有效控糖吃法

清炒、炖汤

主要营养成分

热量	20千卡
碳水化合物	4.0克
蛋白质	1.3克
脂肪	0.2克

每100克可食部含量

温馨提示

丝瓜玉米须汤

清热解毒，解暑通淋

取丝瓜200克，玉米须120克。将丝瓜洗净切片，玉米须清洗干净。二者同入锅中，加适量水煎熟即可。此汤适宜湿热型糖尿病患者食用。

为什么能稳血糖

现代医学：丝瓜中皂苷、膳食纤维等有效成分可延缓餐后血糖的上升速度，降低对胰岛素的需要量。而且丝瓜属于低热量蔬菜，很适合糖尿病患者食用。

传统医学：丝瓜有清热化痰、凉血解毒的功效。《滇南本草》载，丝瓜“治五脏虚冷，补肾补精，或阴虚火动，又能滋阴降火。”

一日三餐健康吃法

1. 烹制丝瓜时，宜清淡、少油、勾稀芡，这样在保证丝瓜嫩滑口感的同时还能保持其青翠的色泽，也有助于发挥控糖功效。

2. 丝瓜煲汤时可加鸡蛋、虾仁等，营养丰富，美味可口。

3. 丝瓜汁水丰富，有“美人水”之称，宜现切现做，以免营养成分随汁水流失。

鸡蛋炒丝瓜 热菜

材料 丝瓜300克，鸡蛋2个（120克）。

调料 盐3克，姜末、葱末、蒜末各5克。

做法

❶ 丝瓜洗净，去皮，切滚刀块，焯烫，捞出；鸡蛋打散，炒熟，盛出。

❷ 锅置火上，倒油烧热，爆香姜末、葱末、蒜末，放入丝瓜块翻炒，加入鸡蛋，加盐炒匀即可。

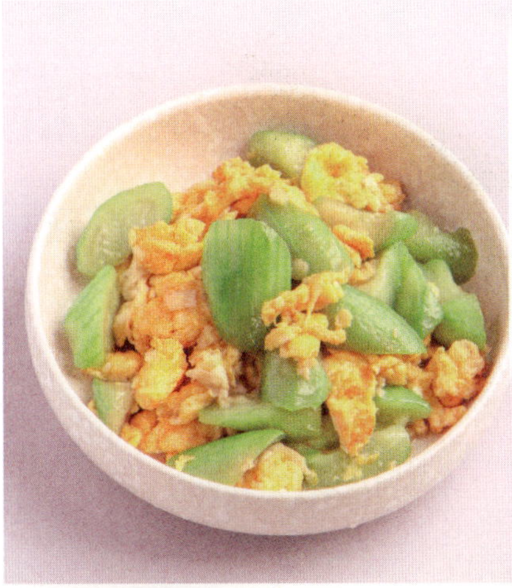

清热解毒，滋阴养血

番茄炒丝瓜 热菜

材料 丝瓜150克，番茄100克。

调料 葱花适量，盐3克。

做法

❶ 丝瓜去皮和蒂，洗净，切成片；番茄洗净，去蒂，切块。

❷ 锅置火上，倒油烧热，加葱花炒出香味，然后放入丝瓜片和番茄块炒熟，用盐调味即可。

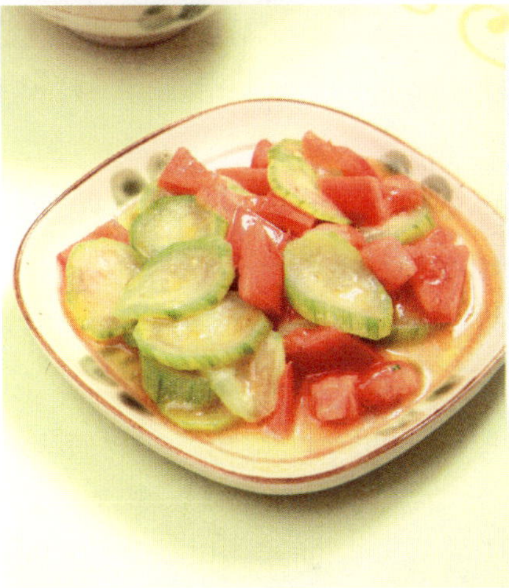

缓解胃燥伤津型糖尿病

丝瓜魔芋汤 汤羹

材料 丝瓜300克，魔芋、绿豆芽各100克。

调料 盐、醋、香油各适量。

做法

❶ 丝瓜洗净，去皮，切块；绿豆芽洗净；魔芋用加了醋的水泡洗，切片。

❷ 锅内倒入清水烧开，放入丝瓜块、魔芋片，煮10分钟左右，放入绿豆芽稍煮一下，加盐、香油即可。

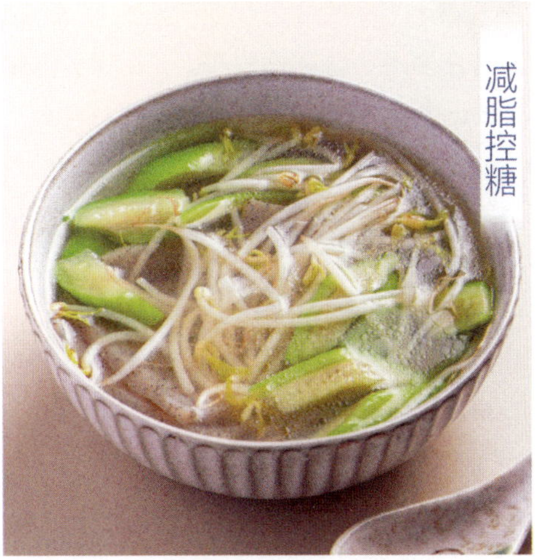

减脂控糖

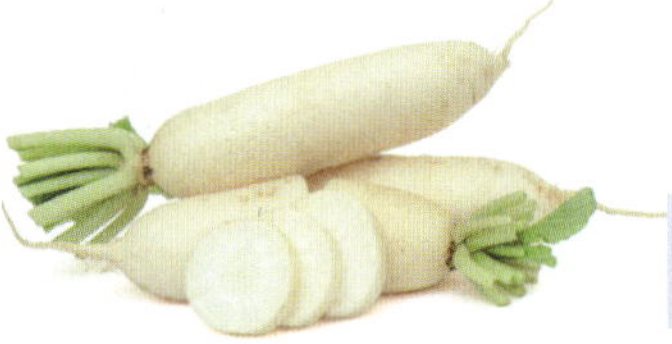

白萝卜 | 生津止渴，消食导滞

控血糖关键词	膳食纤维

性味归经
性凉，味辛、甘，入胃、肺经。

推荐用量
100 克 / 日

有效控糖吃法
清炒、做馅、炖汤

主要营养成分

热量	16 千卡
碳水化合物	4.0 克
蛋白质	0.7 克
脂肪	0.1 克

每 100 克可食部含量

温馨提示

凉拌白萝卜，佐餐好处多
凉拌白萝卜清爽可口，有一定的消食、控糖及抗癌功效。所以，糖尿病患者可以在春夏的早上吃主食时，加一碗凉拌白萝卜。凉拌白萝卜的做法很简单：白萝卜洗净，切条，用醋、少许盐、少许白开水腌 30 分钟，挤干，加少许香油即可。

为什么能稳血糖

现代医学：白萝卜中富含膳食纤维，可延缓食物吸收，改善血糖。且白萝卜热量低，药食两用，适合糖尿病患者食用。

传统医学：白萝卜有消食下气、解渴利尿的功效。《饮膳正要》中用煮熟的白萝卜取汁，再和大米一起煮粥食用，可以帮助调理口干舌燥、小便次数多等糖尿病症状。

一日三餐健康吃法

1. 白萝卜皮中矿物质和维生素的含量较高，食用时最好不要丢弃。白萝卜顶部3～5厘米处维生素C含量最多，此处烹饪宜切丝、条，快速烹调，以防维生素C被大量破坏。

2. 白萝卜做汤、做馅味道鲜美。白萝卜做汤时宜与木耳、瘦肉等同炖，不但味道好，也更有助于控糖。白萝卜做馅包包子、烙饼也非常好吃。

3. 白萝卜搭配豆腐、鸡肉炖炒有助于人体营养物质的吸收，稳控血糖。

4. 白萝卜最好带皮吃，因其皮中维生素和矿物质的含量丰富，对糖尿病患者有益。

清炒萝卜条 热菜

材料 白萝卜300克。

调料 香菜段10克，葱末、姜末各5克，盐3克，花椒2克。

做法

❶ 白萝卜洗净，切条。

❷ 锅中倒油烧热，放入花椒、葱末、姜末爆香，放入白萝卜条炒匀，再加少许水略焖1分钟。

❸ 待萝卜条快熟时，撒上香菜段，加盐调味即可。

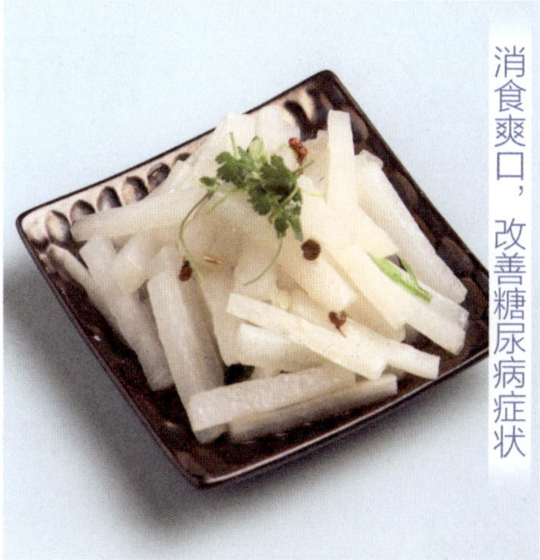

虾皮萝卜汤 汤羹

材料 白萝卜200克，虾皮5克。

调料 胡椒粉、香菜末、姜末、香油各适量。

做法

❶ 白萝卜洗净，切丝；虾皮冲洗，用清水浸泡一会儿去咸味。

❷ 锅内加适量清水、姜末烧开，放白萝卜丝、虾皮煮软，加胡椒粉、香油调味，撒香菜末即可。

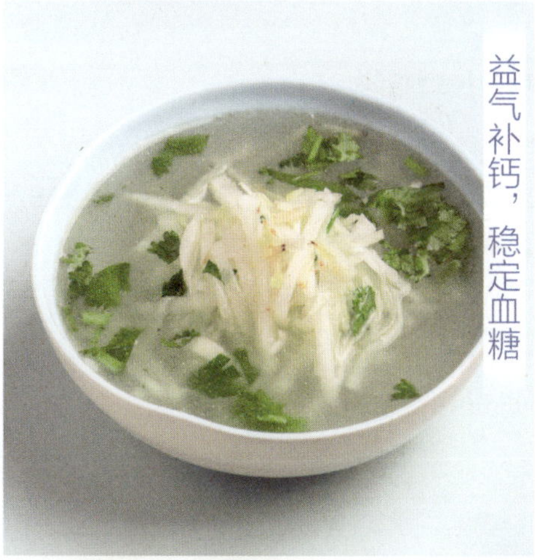

白萝卜羊肉卷 热菜

材料 羊肉80克，白萝卜300克。

调料 姜末、蒜末各3克，盐2克，酱油适量。

做法

❶ 白萝卜洗净，切薄片，用沸水焯软；羊肉洗净，剁成馅，放入碗内，加姜末、蒜末、酱油、盐，用勺子朝一个方向搅拌均匀。

❷ 将羊肉馅放在萝卜片上，卷成卷，包住馅，用干净的牙签穿入固定，放入蒸盘，上锅蒸20分钟即可。

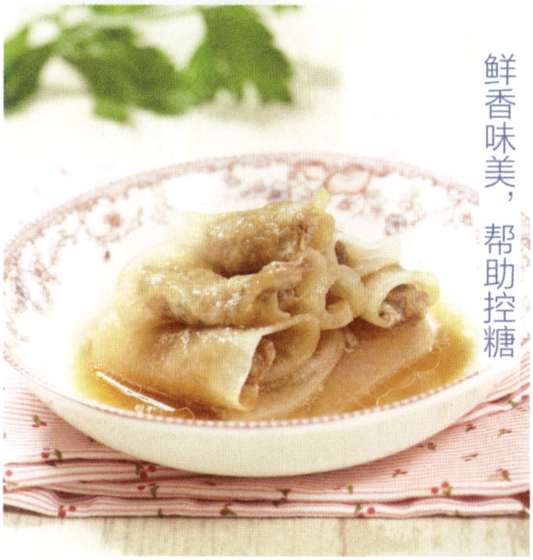

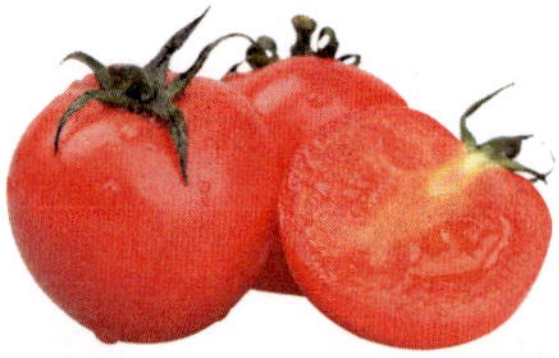

番茄 | 减少胰岛细胞的损害

控血糖关键词	番茄红素	维生素 C
血糖生成指数	15（低）	

性味归经

性微寒，味甘、酸，入胃、肝、大肠经。

推荐用量

100～200克/日

有效控糖吃法

凉拌、清炒、炖食、榨汁

主要营养成分

热量	15 千卡
碳水化合物	3.3 克
蛋白质	0.9 克
脂肪	0.2 克

每 100 克可食部含量

温馨提示

凉拌番茄黄瓜，增加饱腹感

餐前食用凉拌番茄黄瓜1盘（番茄100克、黄瓜100克），不仅可以延缓餐后血糖上升，还可以增加饱腹感，减少正餐的饭量。注意要放在两餐之间食用，避免出现胃部胀痛。

为什么能稳血糖

现代医学：番茄富含维生素C，有利于预防心血管疾病及控制体重；番茄中的番茄红素，有保护胰岛细胞及胰岛素受体的作用，可提高胰岛素的敏感性，帮助稳控血糖。

传统医学：番茄有生津止渴、健胃消食的功效，可用于热病烦渴。《陆川本草》中载，番茄“生津止渴，健胃消食。治口渴，食欲不振”。

一日三餐健康吃法

1. 番茄生食或烹饪后食用都很美味。番茄生吃能补充维生素C，不仅酸甜可口，还有助于美容瘦身，辅助控糖；熟吃则更能发挥番茄红素的抗氧化作用，稳定血糖。

2. 番茄烹调时间不宜过长，否则会造成营养流失。烹调时可加少许醋，能破坏番茄中的微毒物质——番茄碱。

番茄炒鸡蛋 热菜

材料 番茄 250 克，鸡蛋 2 个。

调料 盐 3 克，醋少许。

做法

❶ 番茄洗净，切块。

❷ 鸡蛋磕开，打散，炒熟，盛出。

❸ 锅内倒油烧热，放入番茄块翻炒，淋上醋，待番茄出汁，将炒好的鸡蛋放入，最后加盐炒匀即可。

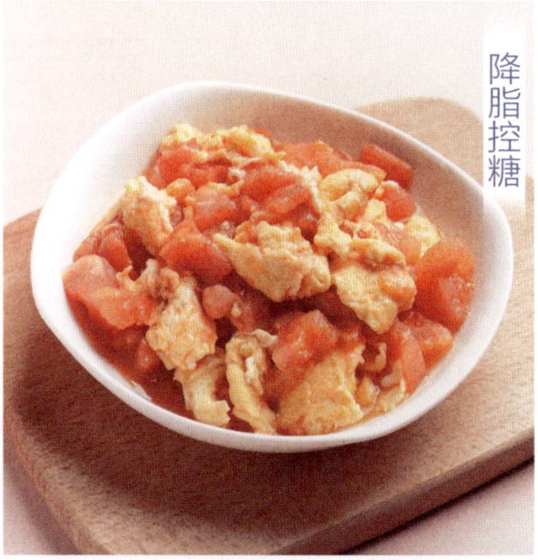

番茄鱼片 热菜

材料 鲤鱼片200克，番茄块150克。

调料 葱花、姜丝、蒜片、水淀粉、胡椒粉各适量，盐 2 克。

做法

❶ 鲤鱼片加入水淀粉、盐、胡椒粉拌匀，腌渍 10 分钟。

❷ 锅内倒油烧热，放入姜丝、蒜片炒香，放入番茄块翻炒出汁，加适量清水烧开，放入鱼片煮5分钟，加盐，撒上葱花即可。

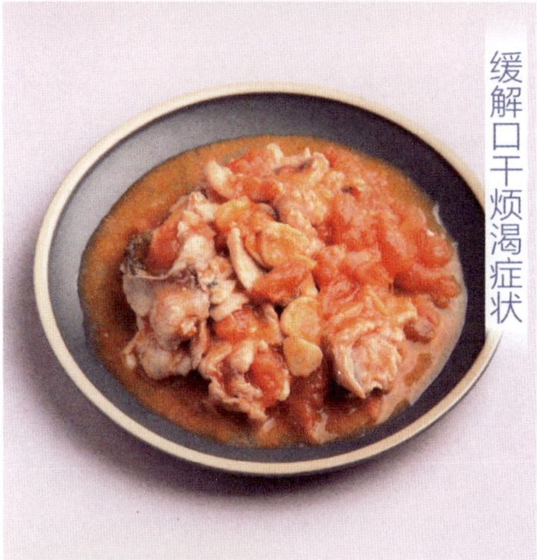

番茄苦瓜汁 饮品

材料 番茄 200 克，苦瓜 50 克。

调料 柠檬汁适量。

做法

❶ 番茄洗净，切小块；苦瓜洗净，去瓤、去子，切丁。

❷ 将番茄块、苦瓜丁放入果汁机中，加入适量饮用水，打好后调入柠檬汁，搅拌均匀即可。

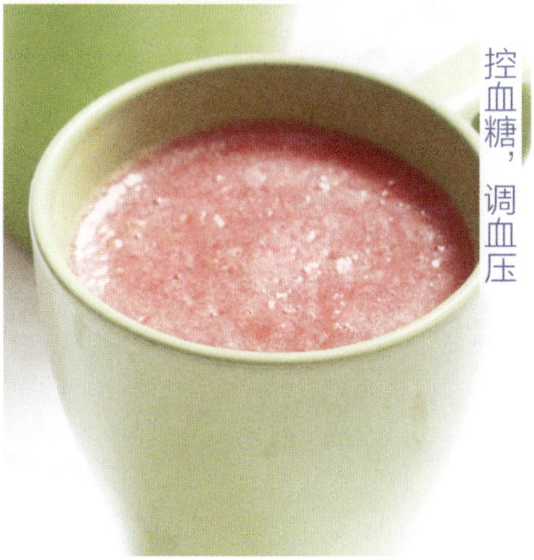

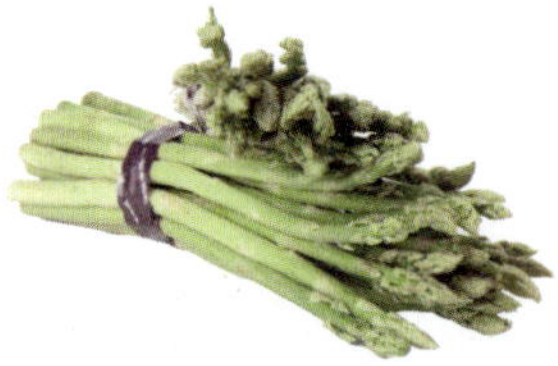

芦笋 | 促进胰岛素分泌

控血糖关键词	膳食纤维	维生素P	铬
血糖生成指数	15（低）		

性味归经

性寒，味甘、苦，入肺、胃经。

推荐用量

100克/日

有效控糖吃法

清炒、制作饮品

主要营养成分

热量	19千卡
碳水化合物	3.3克
蛋白质	2.6克
脂肪	0.1克

每100克可食部含量

温馨提示

芦笋宜搭配高纤蔬菜

将芦笋与其他高纤维蔬菜搭配，如菠菜、西蓝花、芹菜、胡萝卜、木耳等，能增加膳食纤维摄入，有助于控制血糖和血脂，还能促进肠道蠕动，预防便秘。

为什么能稳血糖

现代医学：芦笋中的膳食纤维、维生素P等成分能帮助控血糖，保护视网膜；其含有的铬还可促进细胞对葡萄糖的利用。

传统医学：芦笋有清热生津、利水通淋的功效，主治热病口渴、小便不利等。《玉楸药解》中载，芦笋“清肺止渴，利水通淋”。

一日三餐健康吃法

1. 烹制芦笋前，将芦笋切段，放在水中浸泡5~10分钟，可以去除苦味。

2. 芦笋中的叶酸很容易被破坏，若用芦笋来补充叶酸应避免高温烹煮，可用微波炉小功率加热至熟。

白灼芦笋 热菜

材料 芦笋段300克，红彩椒丝20克。

调料 葱白丝少许，蒸鱼豉油适量。

做法

❶ 锅内加适量清水烧沸，放入芦笋段焯烫1~2分钟，捞出过凉。

❷ 将芦笋段摆入盘中，淋上蒸鱼豉油，在上面撒上葱白丝和红彩椒丝，拌匀即可。

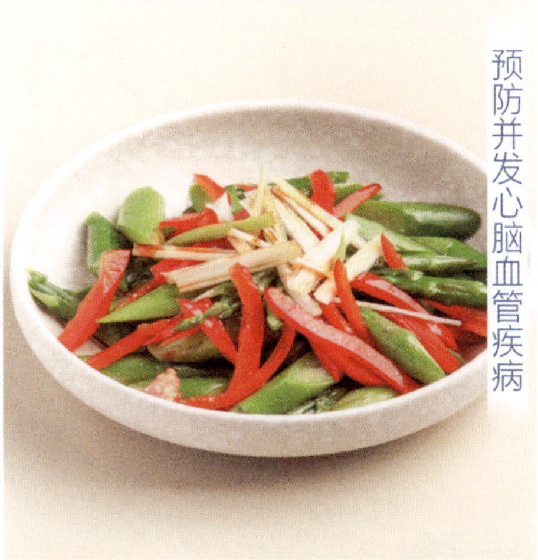

芦笋鸡片 热菜

材料 芦笋200克，鸡胸肉50克。

调料 葱花适量，盐4克。

做法

❶ 芦笋去老皮，洗净，浸泡5~10分钟，切段；鸡胸肉洗净，切片，焯一下。

❷ 锅内倒油烧热，炒香葱花，放鸡肉片滑熟，放芦笋片炒熟，加盐调味即可。

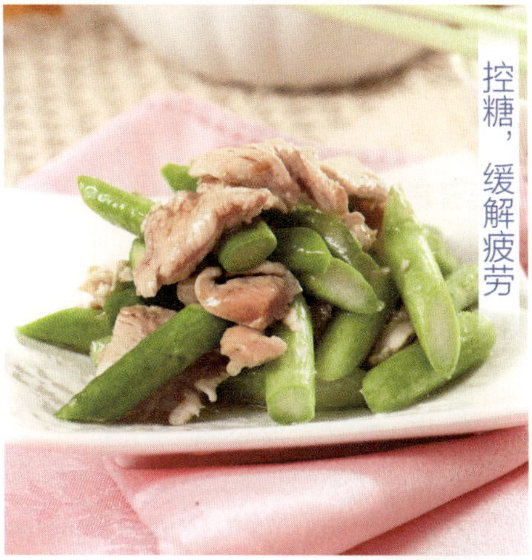

西芹芦笋豆浆 饮品

材料 黄豆50克，西芹、芦笋各25克。

做法

❶ 黄豆用清水浸泡4~6小时，洗净；芦笋、西芹分别择洗干净，切小粒。

❷ 将黄豆、芦笋粒和西芹粒倒入全自动豆浆机中，加水至上下水位线之间，打成浆，煮至豆浆机提示豆浆做好即可。

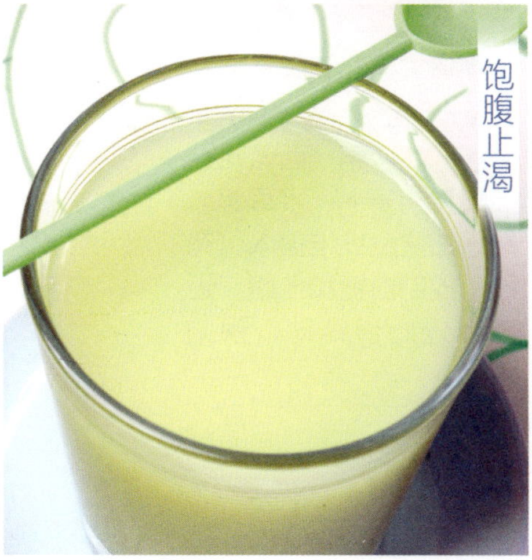

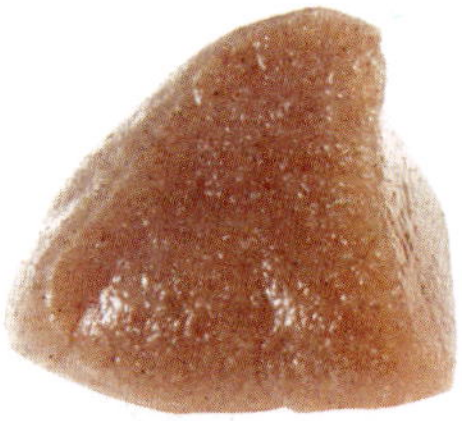

魔芋 | 稳糖，通便

控血糖关键词	膳食纤维
血糖生成指数	15（低）

性味归经

性寒，味辛、苦，有毒，入肺、脾、胃、大肠经。

推荐用量

50～100克/日

有效控糖吃法

凉拌、清炒、做汤

主要营养成分

热量	10千卡
碳水化合物	2.5克
蛋白质	0克
脂肪	0克

每100克可食部含量

温馨提示

温水冲魔芋粉，饱腹控糖

糖尿病患者可以每天饭前15分钟，每次用3~5克魔芋粉兑温水，空腹食用，每天2~3次，3个月为一个疗程。

为什么能稳血糖

现代医学：魔芋中的膳食纤维可延缓葡萄糖和脂肪吸收，减轻胰岛细胞的负担，帮助控糖。魔芋有很强的饱腹感，可消除饥饿感，且所含热量低，适合肥胖型糖尿病患者食用。

传统医学：魔芋有化痰消积，解毒散结，行瘀止痛的功效。《开宝本草》中载，魔芋“主痈肿风毒，摩傅肿上。捣碎，以灰汁煮成饼，五味调和为茹食，性冷，主消渴”。

一日三餐健康吃法

1. 魔芋不易入味，凉拌时可加些柠檬汁或胡椒粉来调味，最后放盐，这样可减少盐的摄入量。

2. 魔芋搭配富含矿物质和维生素的蔬菜一起炒食，不仅营养价值会提高，控糖效果也更佳。

3. 魔芋包装内一般含有液体，这是保存魔芋用的石灰水，所以在烹饪前最好用热水焯烫一下。此外，魔芋制品在加工制作过程中会加入碱，加点醋能让口感更好。

木耳拌魔芋 凉菜

材料 魔芋、水发木耳各 150 克。

调料 生抽 5 克，葱末、蒜末各 6 克，盐、胡椒粉各 2 克。

做法

❶ 魔芋切厚片，焯熟；水发木耳洗净，焯熟；将二者放入盘中。

❷ 锅内倒油烧热，炒香葱末和蒜末，加入生抽、胡椒粉、盐炒匀，浇在盘中即可。

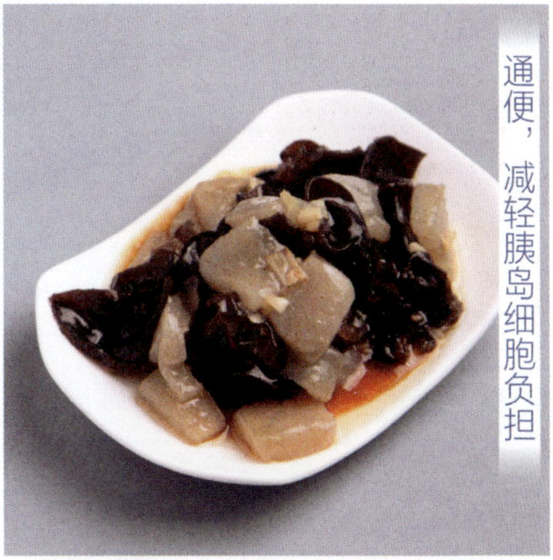

时蔬炒魔芋 热菜

材料 魔芋 300 克，柿子椒条、红彩椒条、黄彩椒条、紫甘蓝条各 80 克。

调料 蒜片 10 克，盐 3 克，醋适量。

做法

❶ 魔芋洗净，切片，放入加有醋的沸水中焯烫，捞出沥干。

❷ 锅内倒油烧热，炒香蒜片，放魔芋片炒匀，加入其他材料翻炒 2 分钟，加盐调味即可。

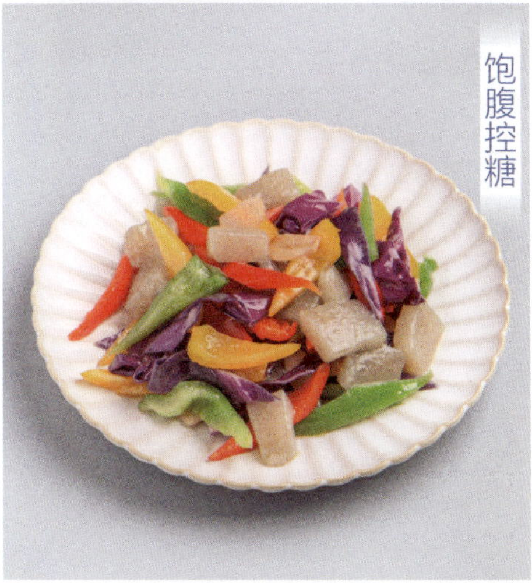

油菜香菇魔芋汤 汤羹

材料 油菜 80 克，鲜香菇 100 克，魔芋、胡萝卜各 50 克。

调料 盐 3 克，香油适量。

做法

❶ 油菜洗净，切成小段；鲜香菇洗净，去蒂，切小块；魔芋洗净，切块；胡萝卜洗净，切圆薄片。

❷ 锅中倒入清水大火烧开，放鲜香菇块、魔芋块、胡萝卜片烧至八成熟，放油菜段煮熟，加盐调味，淋上香油即可。

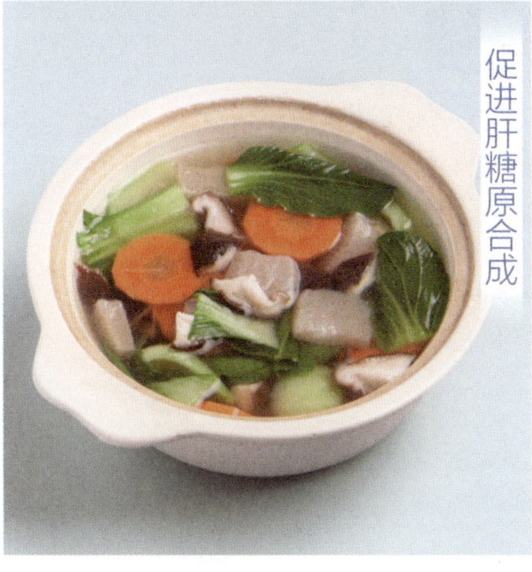

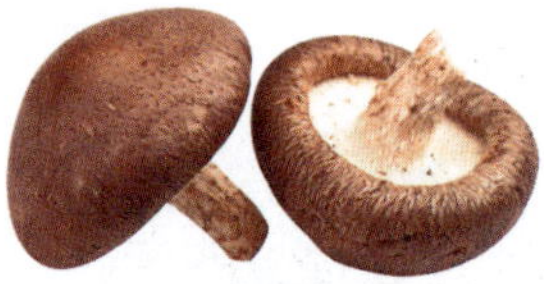

香菇 | 促进肝糖原合成

控血糖关键词	硒	香菇多糖
血糖生成指数	15（低）	

性味归经

性平，味甘，入肝、胃经。

推荐用量

30～50克/日

有效控糖吃法

清炒、做汤

主要营养成分

热量	26千卡
碳水化合物	5.2克
蛋白质	2.2克
脂肪	0.3克

每100克可食部含量

温馨提示

怎样挑选好的香菇

好的干香菇色泽黄褐，体圆齐正，菌伞肥厚，盖面平滑，质干不碎；手捏菌柄有坚硬感，放开后菌伞随即膨松如故。

为什么能稳血糖

现代医学：香菇富含微量元素硒，能修复胰岛细胞，促进糖分解代谢；其所含的香菇多糖能够调节糖代谢，改善糖耐量，促进肝糖原合成，减轻糖尿病症状。

传统医学：香菇有扶正补虚、健脾开胃的功效。《日用本草》中载，香菇“宜肠胃，化痰理气”。

一日三餐健康吃法

1. 香菇干品不能用开水浸泡或长时间浸泡，可用温水泡发30～60分钟再进行烹调，以免营养成分大量流失。泡发干香菇的水沉淀去泥沙后加入菜中一起烹调，会令菜肴的味道更好，还能保留较多的营养素，帮助控糖。

2. 将香菇用沸水焯烫一下，可减少炒时的用油量，降低脂肪的摄入，适宜糖尿病患者食用。

3. 香菇搭配鹌鹑蛋、油菜、木耳等做菜做汤，不仅口感好，营养均衡，还能促进肠胃蠕动，平稳血糖。

蚝油香菇笋 热菜

材料 鲜香菇块 200 克，春笋块、西蓝花块各 100 克。

调料 蚝油 5 克。

做法

1. 锅内倒水烧开，分别放入鲜香菇块、春笋块和西蓝花块焯烫，捞出沥干。
2. 锅内倒油烧热，放入鲜香菇块、西蓝花块和春笋块翻炒，倒蚝油炒匀即可。

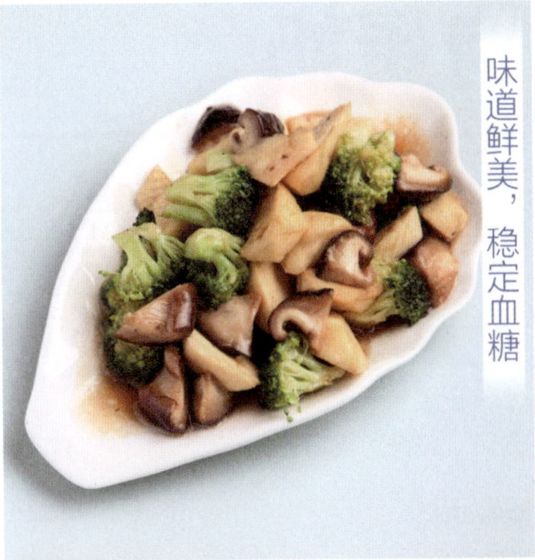

香菇烧鹌鹑蛋 热菜

材料 水发香菇块 150 克，鹌鹑蛋 7 个。

调料 酱油 5 克，料酒 10 克，盐、香油、姜粉各少许。

做法

1. 鹌鹑蛋煮熟，剥壳。
2. 锅内倒入清水、脱壳鹌鹑蛋、酱油、料酒、姜粉、水发香菇块烧沸，改小火烧熟，加盐调味，淋上香油即可。

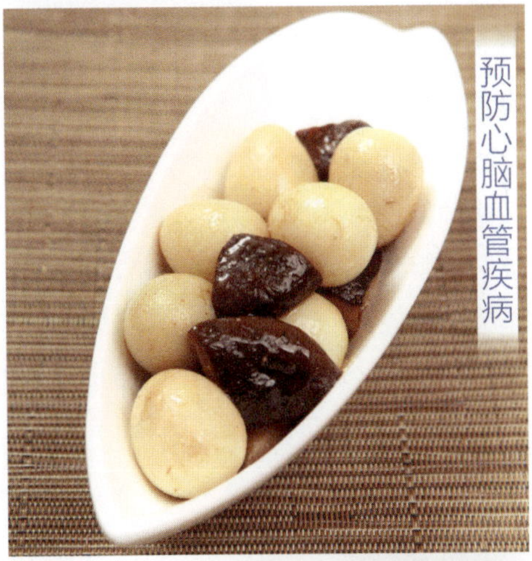

香菇木耳汤 汤羹

材料 鲜香菇、水发木耳各 100 克，胡萝卜 50 克。

调料 鸡汤、酱油各适量，盐、姜粉各 1 克。

做法

1. 鲜香菇洗净，去蒂，切片；水发木耳洗净，撕小朵；胡萝卜洗净，切片。
2. 锅置火上，将鸡汤倒入锅中煮沸，加入香菇片、木耳、胡萝卜片煮开，放入酱油、盐、姜粉调味即可。

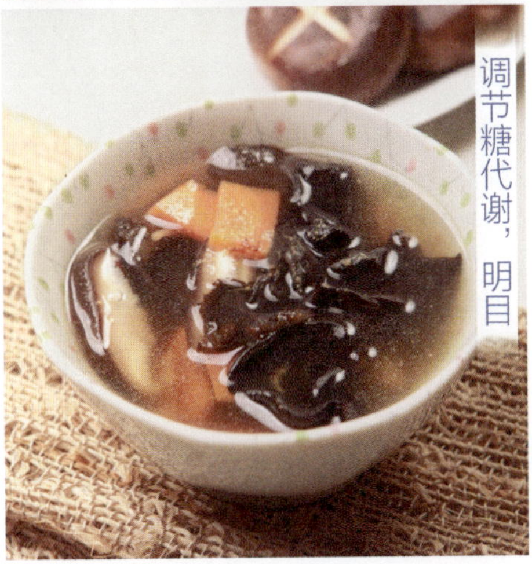

肉蛋奶

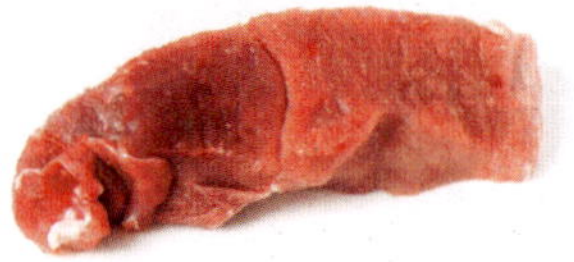

猪瘦肉 | 补充优质蛋白，减轻疲劳

控血糖关键词	蛋白质	B 族维生素

性味归经

性微寒，味甘、咸，入脾、胃、肾经。

推荐用量

40～75 克 / 日

有效控糖吃法

清炒、做汤

主要营养成分

热量	140 千卡
碳水化合物	0 克
蛋白质	20.7 克
脂肪	6.4 克

每 100 克可食部含量

温馨提示

选择脂肪含量较低的猪瘦肉部位

建议选择里脊肉、猪腿肉等脂肪含量较低的猪瘦肉部分，有利于控制血糖、血脂和体重，避免选择五花肉、肋排等部位。

为什么能稳血糖

现代医学： 猪瘦肉可提供优质蛋白，为机体补充热量。另外，猪瘦肉含有的 B 族维生素可促进胰岛素分泌，对维持正常的热量代谢也很重要，可帮助消除疲劳。

传统医学： 猪瘦肉补肾滋阴，益气养血，润燥、消肿。主治肾虚羸瘦，消渴便秘等。《随息居饮食谱》中载，猪肉“补肾液，充胃汁，滋肝阴，润肌肤，利二便，止消渴，起尪羸”。

一日三餐健康吃法

1. 将猪瘦肉切成丝或片后与蔬菜一起快炒食用，营养美味；炖肉时，记得把汤中的油脂去掉，清淡可口，也能避免热量超标。

2. 猪瘦肉可和其他食材搭配做馅，制成饺子、包子、馅饼等食用，饱腹控糖。

3. 猪瘦肉和胡萝卜搭配，可以补肝明目，预防糖尿病合并视网膜病变；和苦瓜搭配可滋阴清热，改善糖尿病患者出现的心烦口渴、便秘等症状。

4. 隔水炖猪肉少油控糖又美味。准备一个小炖盅，放入猪肉、水、姜、花椒、香叶、枸杞子等材料，再将其放蒸锅蒸炖 30 分钟即可。

肉末黄豆芽 热菜

材料 猪瘦肉50克，黄豆芽250克。

调料 蒜末、葱花、花椒粉、盐、水淀粉各适量。

做法

1. 黄豆芽洗净；猪瘦肉洗净，切末。
2. 锅内倒油烧热，炒香葱花、花椒粉，放入猪瘦肉末翻炒，加黄豆芽炒熟，用蒜末、盐调味，水淀粉勾芡即可。

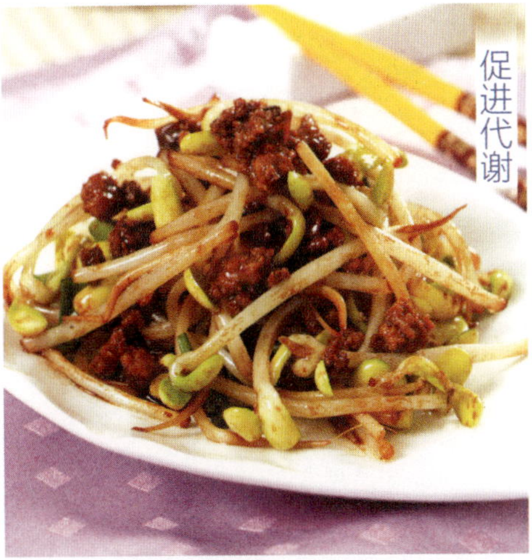

冬瓜瘦肉海带汤 汤羹

材料 冬瓜块300克，水发海带150克，猪瘦肉片100克。

调料 盐、葱段各适量。

做法

1. 猪瘦肉片焯水；水发海带洗净，切片。
2. 锅内倒适量清水，放入冬瓜块、水发海带片、猪瘦肉片煮沸，撒上葱段，放盐调味即可。

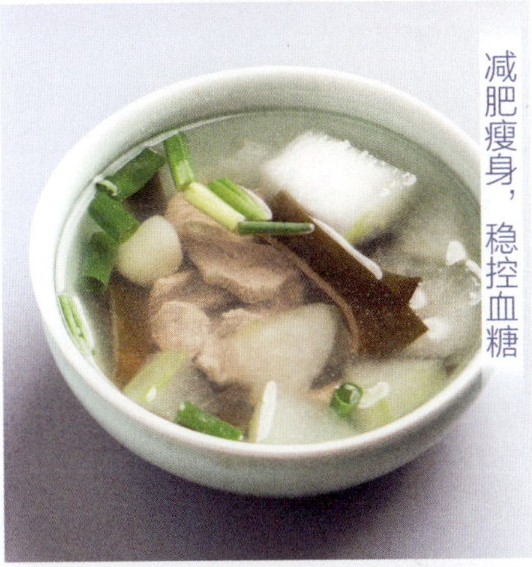

胡萝卜馅饼 主食

材料 面粉、胡萝卜末各250克，猪瘦肉丁100克。

调料 盐、葱花、生抽、香油各适量。

做法

1. 猪瘦肉丁、胡萝卜末、盐、生抽、香油、葱花和适量清水搅为馅料；面粉加盐、温水和成面团，分剂子，擀薄，包入馅料，压平为生坯。
2. 电饼铛底部刷一层油，放入生坯，盖上盖子，煎至两面金黄即可。

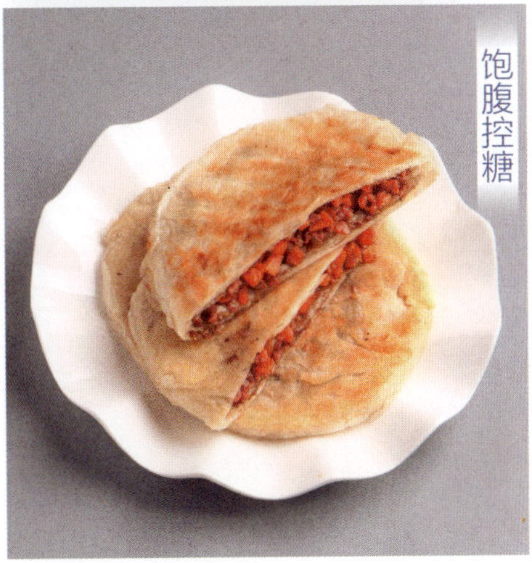

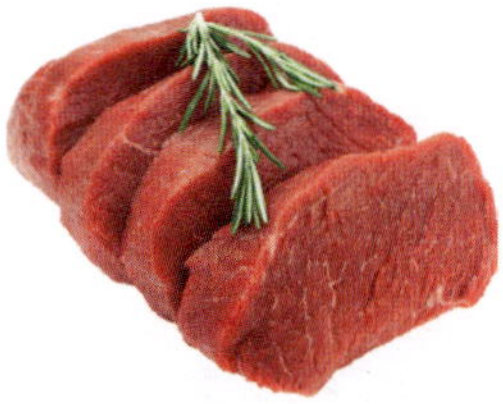

牛瘦肉 | 提高胰岛素原转化为胰岛素的能力

控血糖关键词	锌	蛋白质	B 族维生素

性味归经

性平，味甘，入脾、胃经。

推荐用量

40～75 克 / 日

有效控糖吃法

蒸煮、炒食、做馅

主要营养成分

热量	113 千卡
碳水化合物	1.3 克
蛋白质	21.3 克
脂肪	2.5 克

每 100 克可食部含量

温馨提示

糖尿病患者宜吃水牛肉

人们吃的牛肉主要有水牛肉和黄牛肉两种。其中，水牛肉性偏凉，对于有湿疹、过敏和其他皮肤病的人很适合；黄牛肉性偏热，更有助于补气血、强筋骨。

为什么能稳血糖

现代医学：牛肉中富含的锌有助于提高胰岛素原转化为胰岛素的能力，能提高肌肉和脂肪细胞对葡萄糖的利用，降低血糖浓度；富含的优质蛋白质和 B 族维生素有补充体力、促进代谢、修复组织的作用。

传统医学：牛肉补脾胃，益气血，强筋骨。主治消渴吐泻、腰膝酸软、虚劳羸瘦等。《名医别录》中载，牛肉“主消渴，止泄，安中益气，养脾胃”。

一日三餐健康吃法

1. 可将蒸煮好的牛肉（或者买好的酱牛肉）切成片，搭配生菜等夹入全麦馒头等中作早餐食用。

2. 可将牛肉切好后与番茄、萝卜、白菜、土豆等食材一起炒食、炖食。牛肉不易煮烂，烹饪时放 2 个山楂或几块橘子皮，能使其更易软烂。

3. 牛肉可和其他食材搭配做馅，制成饺子、包子、馅饼、牛肉丸等，更易被消化吸收。

4. 清洗牛肉时不要放在水中浸泡，应用流动的水冲洗，再将水分沥干。

柿子椒炒牛肉 热菜

材料 牛瘦肉100克，柿子椒150克，胡萝卜60克。

调料 花椒粉、淀粉、香油、酱油、盐各适量。

做法

❶ 柿子椒洗净，去蒂除子，切片；胡萝卜洗净，切片。

❷ 牛瘦肉洗净，切片，加花椒粉、淀粉、香油和酱油抓匀，腌渍15分钟。

❸ 锅内倒入适量油烧热，下入牛肉片煸熟，放入柿子椒片和胡萝卜片炒至断生，加盐调味即可。

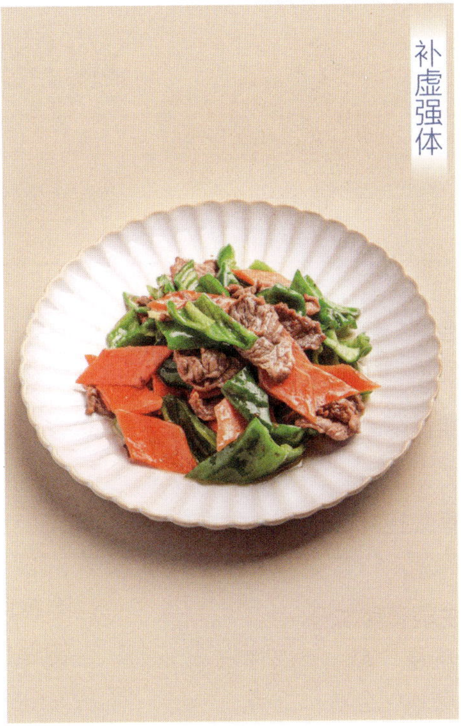

土豆胡萝卜炖牛肉 热菜

材料 牛肉块250克，土豆块、胡萝卜块各200克。

调料 料酒、葱段、姜片、酱油各8克，大料1个，山楂2个，香叶2片，盐4克，香菜段5克。

做法

❶ 牛肉块凉水下锅，大火煮开，捞出。

❷ 锅中倒油烧热，放入姜片和葱段炒香，放牛肉块翻匀，加料酒、酱油、大料、香叶和山楂炒匀，再加入适量水大火烧开，转小火煮20分钟。

❸ 另起锅入油烧热，放入牛肉块翻炒2分钟，倒入土豆块和胡萝卜块炖50分钟，大火收汁，加盐，撒上葱段、香菜段即可。

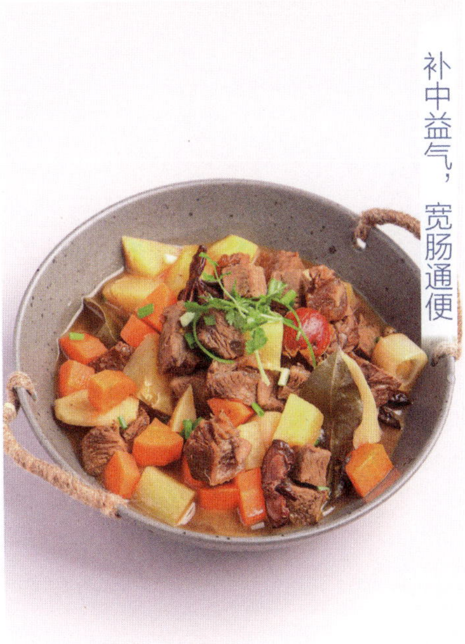

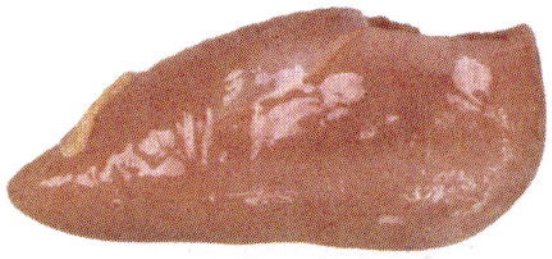

鸡肉

增强对葡萄糖的利用

控血糖关键词	蛋白质	B 族维生素	锌
血糖生成指数	15（低）		

性味归经

性温，味甘，入脾、胃经。

推荐用量

40～75克/日

有效控糖吃法

做汤、炒食、凉拌

主要营养成分

热量	167 千卡
碳水化合物	1.3 克
蛋白质	19.3 克
脂肪	9.4 克

每 100 克可食部含量

温馨提示

吃鸡肉时宜去皮

鸡皮和鸡肉的薄膜能保持肉质水分，防止脂肪外溢。因此，应将鸡皮去掉，可减少脂肪摄入，有利于糖尿病并发血脂异常患者控制血糖。

为什么能稳血糖

现代医学：鸡肉含有丰富的蛋白质，去皮后是公认的低脂、高蛋白食材，可促进代谢，延缓餐后血糖上升。鸡肉中所含的 B 族维生素可以避免糖尿病患者合并微血管病变，且具有保护神经系统的作用。鸡肉中的锌可促进肌肉和脂肪细胞对葡萄糖的利用，调节血糖水平。

传统医学：鸡肉有温中益气、健脾胃的功效，适合糖尿病患者食用。《名医别录》中记载，鸡肉“主下气，疗狂邪，安五脏，伤中，消渴”。

一日三餐健康吃法

1. 鸡肉是低脂肉类，它和富含膳食纤维且低脂、低热的竹笋搭配食用，可延长食物在肠内的停留时间，降低葡萄糖的吸收速度，使餐后血糖上升缓慢。

2. 鸡肉煮熟后，撕成细丝凉拌着吃，不仅香嫩爽口，还能帮助开胃，减少食物营养的流失。

3. 炖鸡虽然味道鲜美，富含蛋白质，但鸡汤中盐分偏高，饱和脂肪和胆固醇也较多。即使吃炖鸡时不吃鸡皮，喝鸡汤也会摄入过多脂肪。所以，鸡汤可适量喝，但不宜喝熬得过浓的鸡汤。

竹笋炒鸡丝 热菜

材料 竹笋丝100克，鸡胸肉丝、柿子椒丝、红彩椒丝各50克。

调料 葱段、姜片各5克，料酒、水淀粉、盐、酱油各适量。

做法

1. 鸡胸肉丝加盐、料酒、酱油、水淀粉拌匀腌渍。
2. 油锅烧热，爆香葱段、姜片，放入鸡丝炒散，加竹笋丝、柿子椒丝、红彩椒丝翻炒至熟，加盐炒匀即可。

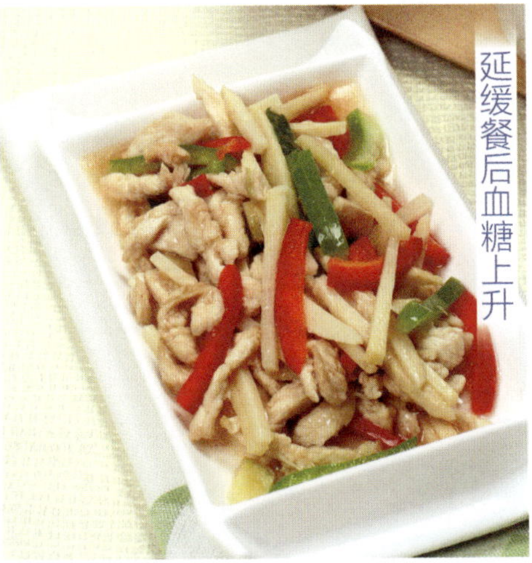

荷兰豆拌鸡丝 凉菜

材料 鸡胸肉200克，荷兰豆100克。

调料 蒜蓉10克，盐2克，香油3克，醋少许。

做法

1. 鸡胸肉洗净，煮熟冷却，撕成细丝，用盐水略浸泡，捞出沥干水分；荷兰豆洗净后切丝，焯熟。
2. 将鸡丝、荷兰豆丝放入盘中，再放入蒜蓉、盐、香油、醋拌匀即可。

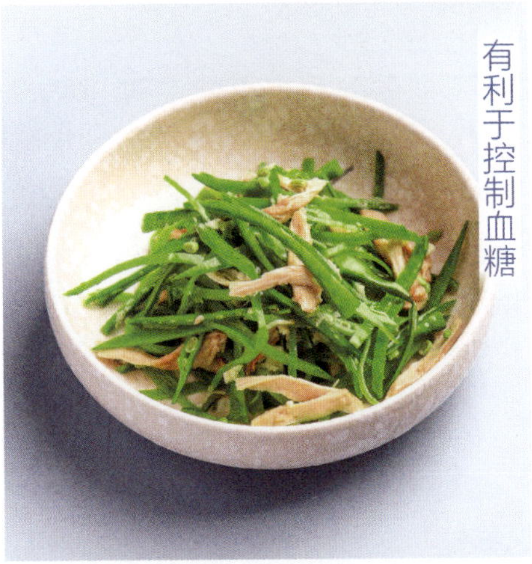

香菇鸡汤 汤羹

材料 鸡块300克，香菇块50克，枸杞子10克。

调料 盐、香油、料酒、姜片、香菜段各适量。

做法

1. 鸡块焯去血水，捞出洗净；枸杞子洗净。
2. 砂锅内放鸡块、香菇块、姜片、枸杞子和适量清水，再加料酒、盐大火烧开，改小火继续炖煮40分钟，淋上香油，撒上香菜段即可。

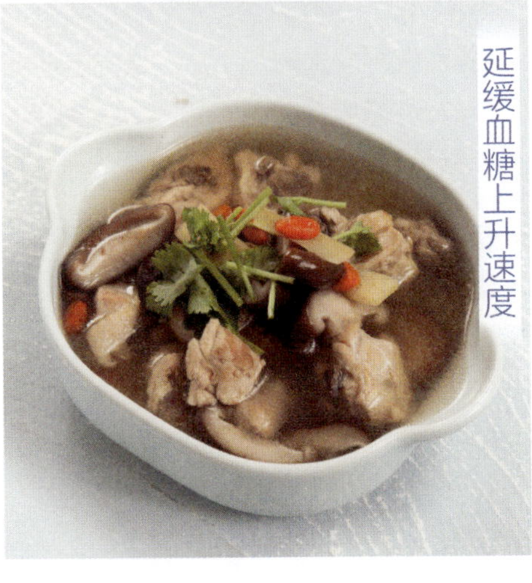

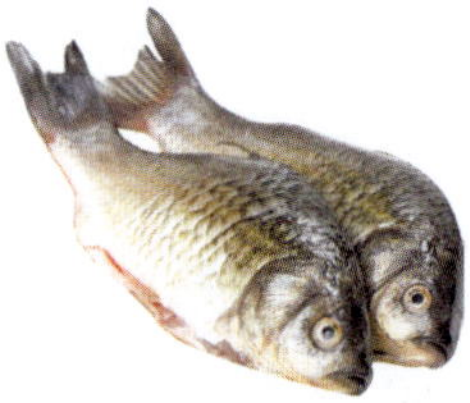

鲫鱼 | 促进胰岛素正常分泌

控血糖关键词	蛋白质	钙

性味归经

性平，味甘，入脾、胃、大肠经。

推荐用量

40～75克/日

有效控糖吃法

做汤、清蒸

主要营养成分

热量	108 千卡
碳水化合物	3.8 克
蛋白质	17.1 克
脂肪	2.7 克

每 100 克可食部含量

温馨提示

绿茶配鲜美鱼肉，止烦消渴

清蒸鲫鱼时加点绿茶，不仅味道好，而且可以止烦消渴，帮助改善糖尿病患者出现的口渴症状。烹调方法：准备鲫鱼 500 克，绿茶适量；将鲫鱼去鳃、去内脏，洗净，腹内装满绿茶，放入盘中，上蒸锅清蒸，熟透即可。

为什么能稳血糖

现代医学：鲫鱼中的钙等矿物质能促使胰岛素正常分泌，促进糖分解代谢，降低血糖和尿糖。另外，鲫鱼易消化吸收，是肝肾、心脑血管疾病患者的优质蛋白质来源。糖尿病患者经常食用可增强其抗病能力。

传统医学：鲫鱼有健脾和胃、利水消肿的功效，适合糖尿病患者食用。《神农本草经注》中记载，鲫鱼“消渴饮水：用鲫鱼一枚，去肠留鳞，以茶叶填满，纸包煨熟食之”。

一日三餐健康吃法

1. 鲫鱼肉嫩味鲜，建议清蒸或煮汤吃，若经煎炸，食疗功效会打折扣。

2. 鲫鱼豆腐汤易于消化吸收，是糖尿病、心脑血管疾病患者的良好蛋白质来源，可增强抗病能力。

3. 在烹饪时不要添加过多的油，以清淡为主，这样才能减少脂肪摄入，有助于糖尿病患者控制血糖。

清蒸鲫鱼 热菜

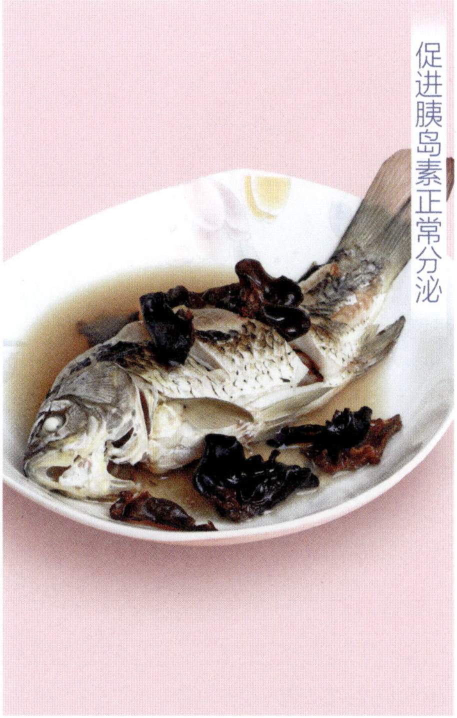

材料 鲫鱼 1 条（500 克），水发木耳 50 克。

调料 绿茶、葱丝、姜丝各 10 克，蒸鱼豉油 8 克，料酒少许。

做法

1. 绿茶冷水泡开；水发木耳去杂质，洗净，撕成小朵。
2. 鲫鱼处理干净，在鱼身两面各划几刀，用料酒涂抹鱼身，划刀处夹上姜丝、葱丝，鱼肚子里塞上绿茶叶、姜丝、葱丝，腌渍 20 分钟。
3. 盘子里放入鱼，鱼身上铺剩余葱丝、姜丝，倒上蒸鱼豉油，蒸 15 分钟。
4. 倒去盘子内蒸鱼汤汁，去掉姜丝、葱丝和绿茶即可。

豆腐鲫鱼汤 汤羹

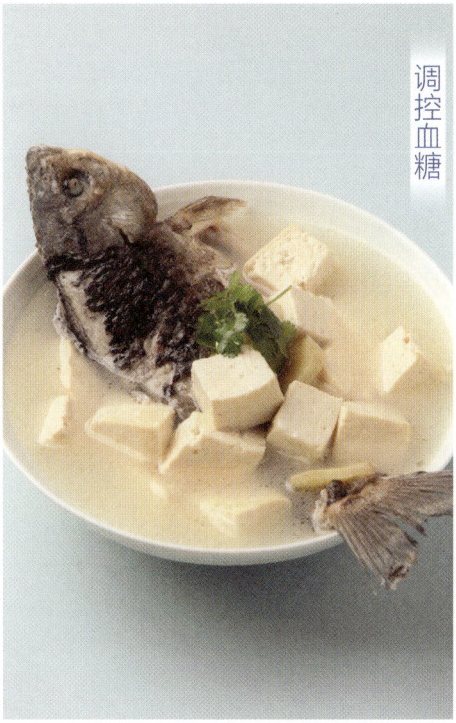

材料 鲫鱼 300 克，豆腐 200 克。

调料 盐、葱段、姜片、香菜段、料酒各适量。

做法

1. 鲫鱼去鳞、鳃和内脏，洗净，控水；豆腐洗净，切方块。
2. 炒锅置火上，放油烧热，先下葱段、姜片，待爆出香味时，放入鲫鱼略煎，加料酒、盐，至香味溢出时加 3 大碗冷水，大火煮沸。
3. 煮沸后，大火继续炖 10 分钟，放入豆腐块，再次煮沸后转小火炖 15 分钟左右，放入香菜段即可。

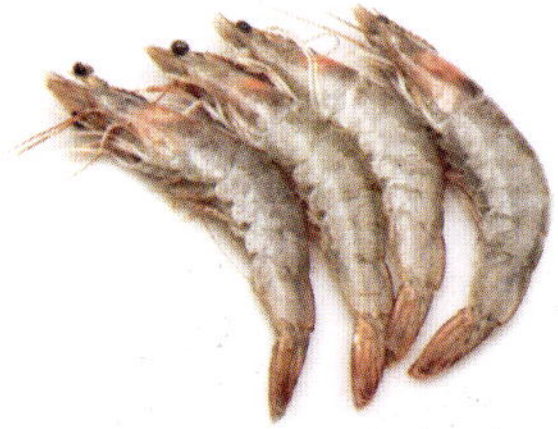

虾 | 补充蛋白质、锌

控血糖关键词	蛋白质	锌

性味归经

性温，味甘，入肝、肾经。

推荐用量

40～75克/日

有效控糖吃法

蒸煮、炒食

主要营养成分

热量	93 千卡
碳水化合物	2.8 克
蛋白质	18 克
脂肪	0.8 克

每 100 克可食部含量

温馨提示

虾和大蒜搭配有助于控糖

大蒜可促进胰岛素分泌，增强组织细胞对葡萄糖的利用，提高身体葡萄糖耐量，稳控血糖。它和虾搭配蒸食，可以减少烹调用油量，降低对脂肪的吸收，有助于控糖。

为什么能稳血糖

现代医学：糖尿病患者由于代谢紊乱，身体消耗大，需要适量补充优质蛋白质。虾属于高蛋白、低脂肪食物，有助于控体重。虾中还含有较多的 B 族维生素和锌、碘等营养素，有利于控血糖。

传统医学：虾有补肾壮阳、开胃化痰的功效。《本草纲目拾遗》中记载，虾“补肾兴阳，治痰火后半身不遂”。

一日三餐健康吃法

1. 虾蒸煮不仅可以减少烹调用油量，还能保持虾鲜嫩爽口的特点，很适合糖尿病患者食用。

2. 虾建议用盐水煮，这样易熟。一般煮几分钟后立即捞出过凉，以免煮老，影响口感。过凉可使虾的肉质更紧密，沥干后蘸姜醋汁食用。

3. 新鲜活虾适合清蒸、白灼，保留鲜美口感，冻虾则更适合高温烹炒。推荐大家选择活虾。

鲜虾芦笋 热菜

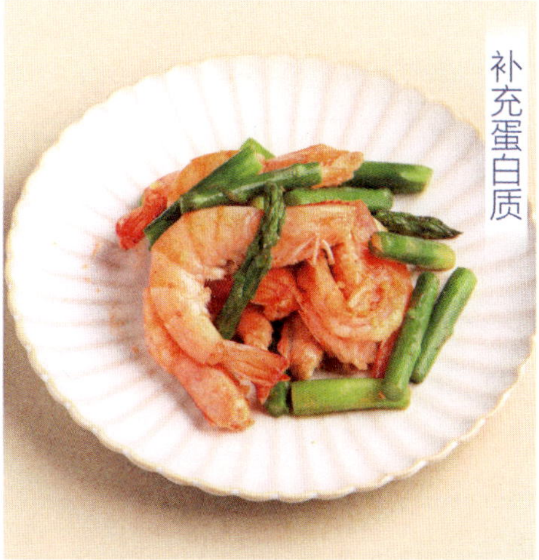

材料 芦笋250克，鲜海虾100克。

调料 葱花、姜丝各4克，盐、料酒、淀粉各2克。

做法

❶ 芦笋去老皮，洗净，切段；鲜海虾去虾须，剪开虾背，挑出虾线，洗净，用料酒、淀粉腌渍10分钟。

❷ 锅置火上，倒入油烧至七成热，放葱花、姜丝炒香，放入鲜海虾、芦笋段翻炒至熟，加盐调味即可。

盐水虾 热菜

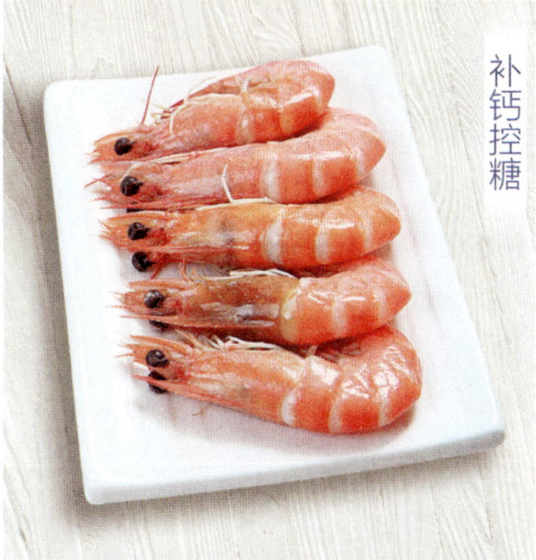

材料 净虾300克。

调料 葱段、姜片各5克，料酒10克，花椒、大料各3克，盐、醋、生抽、香油各适量。

做法

❶ 将醋、生抽、香油制成料汁。

❷ 锅内加清水、盐、葱段、姜片、料酒、花椒、大料煮沸，放入净虾煮熟，捞出，蘸食料汁即可。

荠菜虾仁馄饨 主食

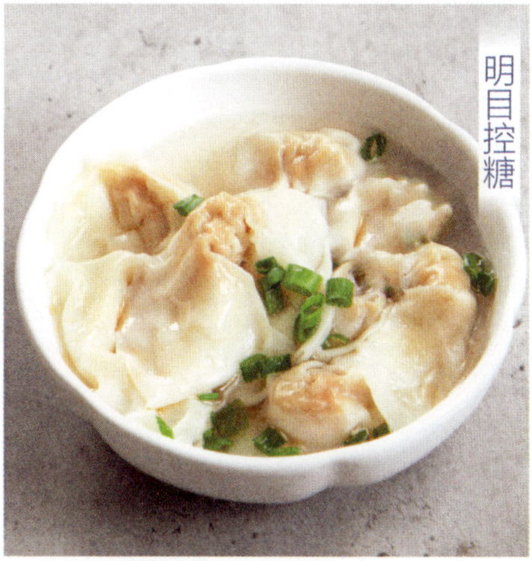

材料 馄饨皮200克，虾仁碎50克，荠菜末300克。

调料 生抽、香油、盐、葱花各适量。

做法

❶ 将荠菜末、虾仁碎、生抽、香油拌匀成馅料；取馄饨皮，包入馅料即为生坯。

❷ 锅内加水烧开，倒碗中，放盐、香油，调成汤汁。另起锅，加清水烧开，下入馄饨生坯煮熟，捞入碗中，撒上葱花即可。

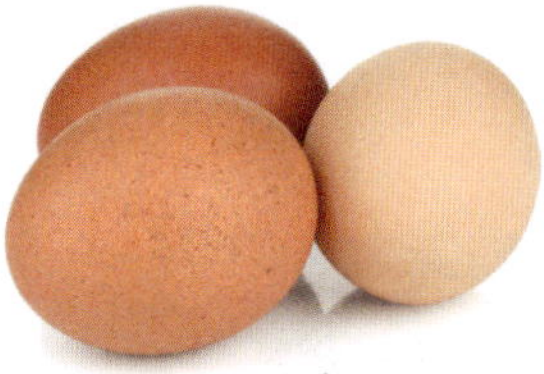

鸡蛋

提供多种营养物质

控血糖关键词	蛋白质	B 族维生素

性味归经

性平，味甘，入肺、脾、胃经。

推荐用量

1 个 / 日

有效控糖吃法

蒸煮、做汤

主要营养成分

热量	139 千卡
碳水化合物	2.4 克
蛋白质	13.1 克
脂肪	8.6 克

每 100 克可食部含量

温馨提示

吃鸡蛋有诀窍

吃鸡蛋建议蛋清、蛋黄一起吃，这样营养更全面。鸡蛋的维生素 C 含量低，所以宜搭配番茄、柿子椒等，有助于弥补其不足。

为什么能稳血糖

现代医学：鸡蛋含丰富的优质蛋白质及 B 族维生素等糖尿病患者所需的营养物质，蒸着吃就很美味。现代医学研究证实，每日吃一个鸡蛋不仅可以供给机体营养，还有预防心血管疾病的作用。

传统医学：鸡蛋有滋阴润燥、养血的功效。《日华子本草》中记载，鸡蛋“镇心，安五藏，止惊”。

一日三餐健康吃法

1. 鸡蛋营养丰富，蛋黄的营养素含量更丰富，糖尿病患者食用时不宜丢弃蛋黄。

2. 煮鸡蛋是不错的吃法，煮蛋一般在水烧开后小火继续煮5～6分钟即可，时间过长会使蛋白质过分凝固，影响消化和吸收。

3. 蒸蛋羹、蛋花汤也能保留完整的营养，且口味好，易于消化吸收，比较适合糖尿病患者。

香菇蒸蛋 热菜

材料 鸡蛋 2 个，干香菇 5 克。

调料 盐、香油各适量。

做法

❶ 干香菇泡发，沥干，去蒂，切细丝。

❷ 鸡蛋打散，加适量水、香油和香菇丝搅匀，加盐调味，放入蒸锅中蒸8~10分钟即可。

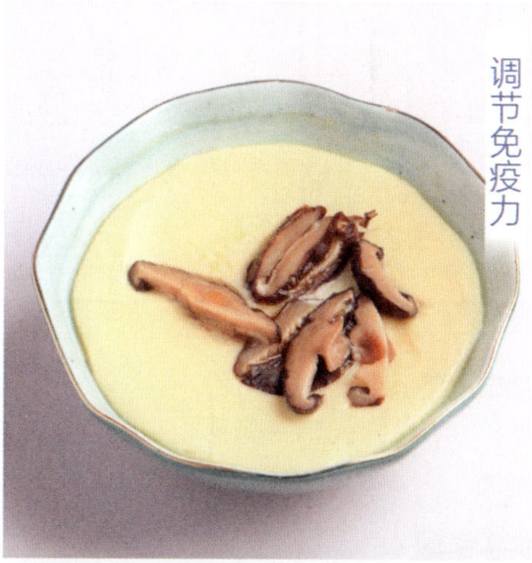

芦笋鸡蛋沙拉 凉菜

材料 芦笋段 150 克，鸡蛋 1 个，胡萝卜片 100 克。

调料 盐、酸奶、胡椒粉各适量。

做法

❶ 芦笋段、胡萝卜片焯熟，捞出过凉，沥干；鸡蛋煮熟，取蛋白切小片，与胡萝卜片、芦笋段一起放入碗中。

❷ 将蛋黄、酸奶、胡椒粉、盐搅匀为沙拉调味汁，淋入碗中即可。

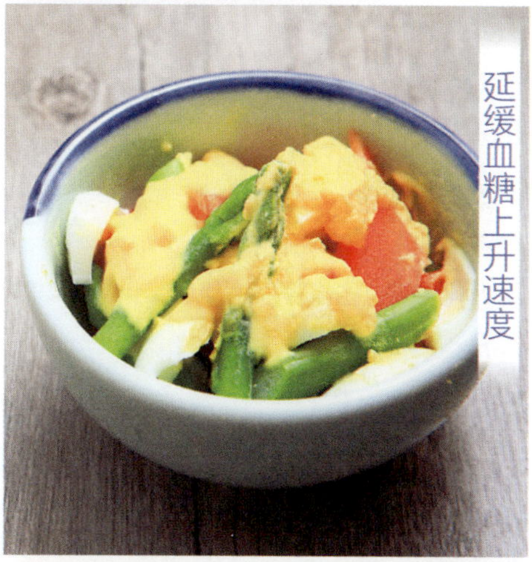

黄瓜鸡蛋汤 汤羹

材料 黄瓜 150 克，鸡蛋 2 个，胡萝卜 50 克。

调料 盐 2 克。

做法

❶ 黄瓜洗净，切薄片；鸡蛋打散，搅匀；胡萝卜洗净，切薄片，焯熟。

❷ 锅内倒适量清水烧开，倒入胡萝卜片、黄瓜片煮沸，倒入打散的鸡蛋液搅匀，加盐调味即可。

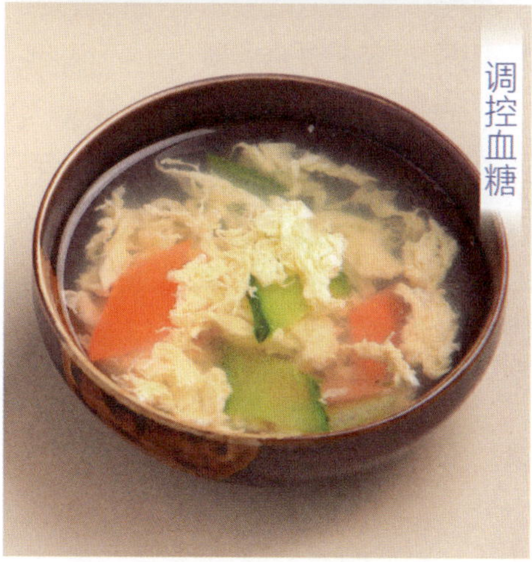

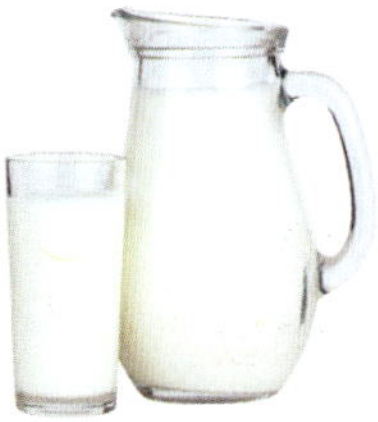

牛奶 | 补钙，控血糖

控血糖关键词	钙	蛋白质
血糖生成指数	27.6（低）	

性味归经

性微寒，味甘，入心、肺、胃经。

推荐用量

300～500克/日

有效控糖吃法

直接饮用、炒食

主要营养成分

热量	66千卡
碳水化合物	5克
蛋白质	3克
脂肪	3.8克

每100克可食部含量

温馨提示

乳糖不耐受的糖尿病患者可以这样喝牛奶

乳糖不耐受的糖尿病患者可以选择乳糖含量较低的低乳糖牛奶。在喝牛奶的时候采取少量多次的原则，让肠道逐渐适应。尽量不要空腹喝牛奶，可以先吃一些面包、馒头等主食，以降低不适感。

为什么能稳血糖

现代医学：牛奶富含钙，有助于促进胰岛素正常分泌，还能预防骨质疏松。牛奶中的钙可增加尿钠的排泄，减轻钠对血压的不利影响，有利于降血压。

传统医学：牛奶有生津润燥、解毒养血的功效。《名医别录》中记载，牛奶“补虚羸，止渴下气”。

一日三餐健康吃法

1. 牛奶可以直接饮用。早餐时喝一杯牛奶，再搭配杂粮饼或玉米发糕等主食，可以补充优质碳水和蛋白质。

2. 牛奶和其他食材搭配蒸食或炒食，如鸡蛋、虾等，有利于糖尿病患者对营养的吸收，提高身体抵抗力。

3. 玉米榨汁和牛奶一起食用，可以让营养更全面，有利于帮助糖尿病患者调控血糖、消水肿。

4. 除了牛奶，酸奶、奶酪、奶粉有不同风味，又有不同蛋白质浓度，糖尿病患者也可以多品尝，丰富饮食多样性。

300毫升牛奶的乳制品≈酸奶300克≈奶酪49.8克≈奶粉50克

牛奶炒蛋 热菜

材料 鸡蛋 3 个，牛奶 200 克。

调料 黑胡椒粉、盐各适量。

做法

❶ 鸡蛋磕入碗中，倒入牛奶，搅匀。

❷ 平底锅中刷一层薄油，开小火，倒入蛋液，静待 2 分钟，用铲子轻轻从底部推动，从四周往中间堆，待蛋液全部凝固，撒上盐、黑胡椒粉即可。

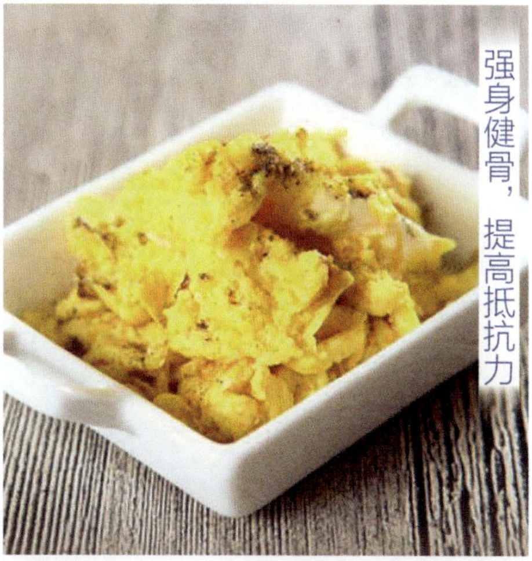

牛奶炖花生 汤羹

材料 牛奶 200 克，花生米、水发银耳 30 克，枸杞子 10 克，红枣 2 枚。

做法

❶ 水发银耳洗净，撕小朵；枸杞子洗净；红枣洗净，撕成小块。

❷ 将花生米、水发银耳、枸杞子、红枣块、适量清水放碗中，入锅炖 1 小时，加入牛奶搅匀即可。

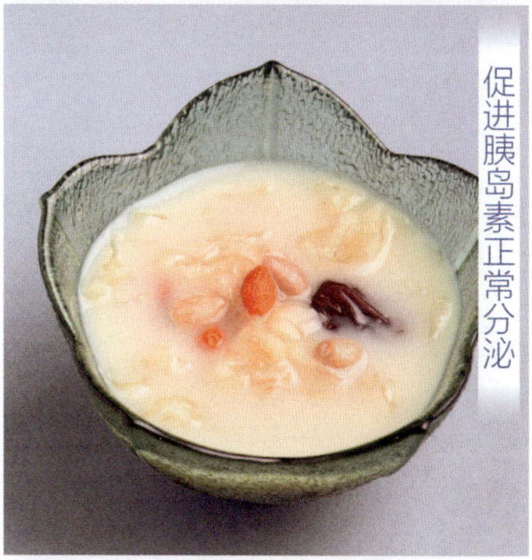

牛奶玉米汁 饮品

材料 鲜玉米 150 克，牛奶 300 克。

做法

❶ 鲜玉米洗净，剥粒。

❷ 将玉米粒倒入豆浆机中，加适量清水至上下水位线之间，打成汁，煮至豆浆机提示做好，倒入牛奶即可。

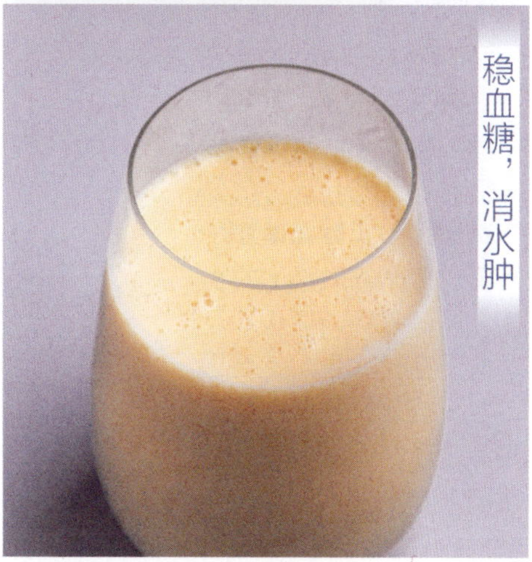

大豆及坚果

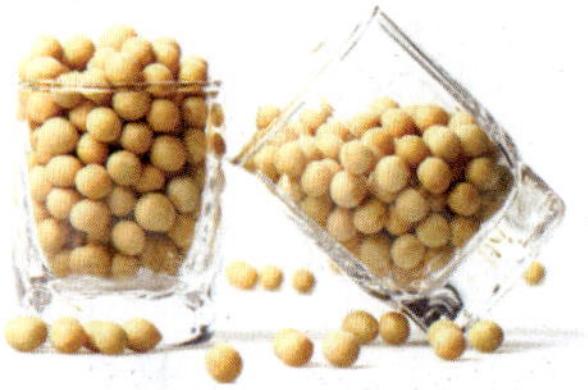

黄豆及其制品 | 平稳血糖，改善糖代谢

控血糖关键词	膳食纤维	大豆多糖	蛋白质
血糖生成指数	18（低）		

性味归经

性平，味甘，入脾、胃、大肠经。

推荐用量

30～40 克/日

有效控糖吃法

凉拌、炖煮、打浆

主要营养成分

热量	390 千卡
碳水化合物	34.2 克
蛋白质	35.0 克
脂肪	16.0 克

每 100 克干黄豆可食部含量

温馨提示

卤黄豆，美味又控糖

在平时做卤肉、卤鸡爪时，放入一些黄豆，不仅可使肉食更易熟，也可使黄豆口感更好，营养及控糖效果更好（整粒黄豆更利于控糖）。

为什么能稳血糖

现代医学：黄豆中的膳食纤维具有促进胰岛素分泌的功效，黄豆中的大豆多糖等活性成分可改善组织细胞对胰岛素的敏感性，有利于糖尿病病情的控制。

传统医学：黄豆有健脾利水、解毒消肿的功效。《日用本草》中记载，黄豆“宽中下气，利大肠、消水胀。治肿毒”。

一日三餐健康吃法

1. 黄豆煮熟后可做成凉拌菜，也可在炒菜、煲汤或煮粥时适当放一些黄豆，都是不错的吃法。

2. 黄豆可做成豆浆或榨汁饮用。豆渣不要丢掉，可将豆渣加面粉或玉米面做成窝头，更有利于吸收其中的营养成分。

3. 黄豆制品如豆腐可以和香椿等食材拌食。香椿含有丰富的维生素 C 和 β-胡萝卜素，和低热量、低脂肪、高蛋白的豆腐一起做菜，营养互补，有助于保护胰岛细胞。

大豆类食物丰富，也可互换食用。

50 克黄豆≈ 145 克北豆腐≈ 280 克南豆腐≈ 730 克豆浆≈ 110 克豆腐干≈ 350 克内酯豆腐≈ 80 克豆腐丝≈ 105 克素鸡

芥蓝炒黄豆 热菜

材料 芥蓝250克，黄豆60克。

调料 葱花、蒜片、醋各5克，盐2克。

做法

❶ 黄豆洗净，浸泡一夜，煮熟；芥蓝洗净，焯烫，捞出后切小段。

❷ 锅内倒油烧热，放入葱花、蒜片爆香，再将芥蓝段、黄豆放入锅中炒熟，加入盐、醋调味即可。

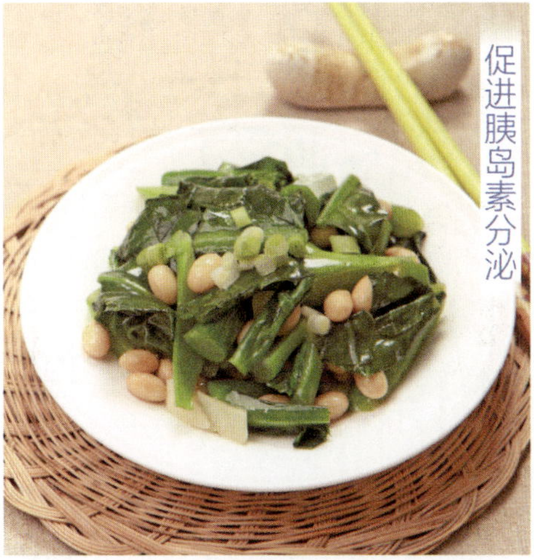

香椿拌豆腐 凉菜

材料 豆腐300克，香椿100克。

调料 盐、香油各3克。

做法

❶ 豆腐洗净，切块，焯烫，捞出；香椿洗净，焯烫捞出，切碎。

❷ 将香椿碎、豆腐块放盘中，加入盐、香油拌匀即可。

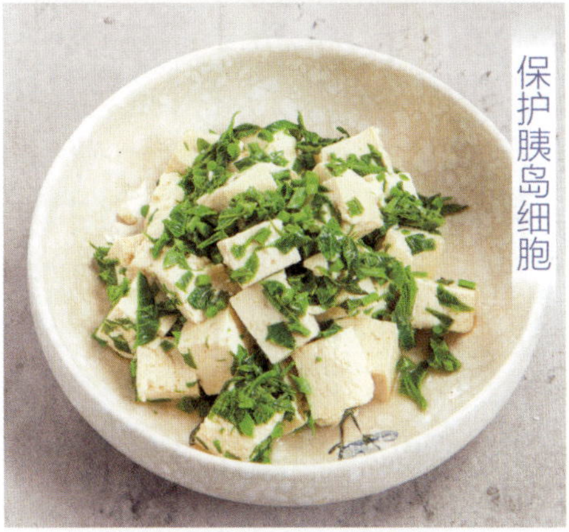

四喜黄豆 热菜

材料 黄豆150克，净青豆、胡萝卜粒、去心莲子、瘦肉粒各30克。

调料 盐3克，大料、料酒、水淀粉各适量。

做法

❶ 黄豆洗净，浸泡2小时，煮熟；去心莲子煮熟；瘦肉粒加适量盐、大料、料酒、水淀粉腌渍5分钟。

❷ 锅内倒油烧热，放入瘦肉粒炒香，加入其他材料翻炒至熟，加盐调味，用水淀粉勾芡即可。

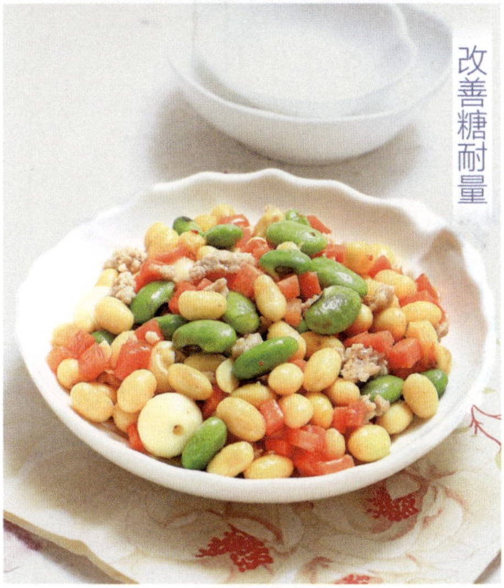

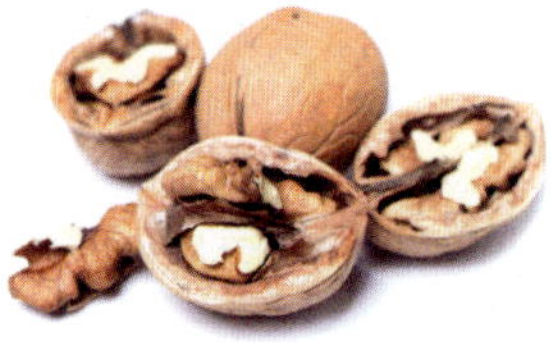

核桃 | 益肾，补锌

控血糖关键词	多不饱和脂肪酸

性味归经

性温，味甘，入肾、肺、大肠经。

推荐用量

2~3个/日

有效控糖吃法

生吃、凉拌、炒食

主要营养成分

热量	646千卡
碳水化合物	19.1克
蛋白质	14.9克
脂肪	58.8克

每100克可食部含量

为什么能稳血糖

现代医学： 核桃含有的多不饱和脂肪酸有助于缓解胰岛素抵抗，减少对葡萄糖的过多吸收，有效稳定血糖水平。

传统医学： 核桃有补肾益精、润肠通便的功效，有助于改善体内代谢，辅助血糖调控。

一日三餐健康吃法

1. 生吃核桃最补脑。建议选择纸皮核桃，壳薄仁大，吃起来比较方便。

2. 核桃加热后温补肾阳的作用会更强。核桃熟吃方法多，如打豆浆时加入核桃，或做韭菜炒核桃等。

保护心脑血管

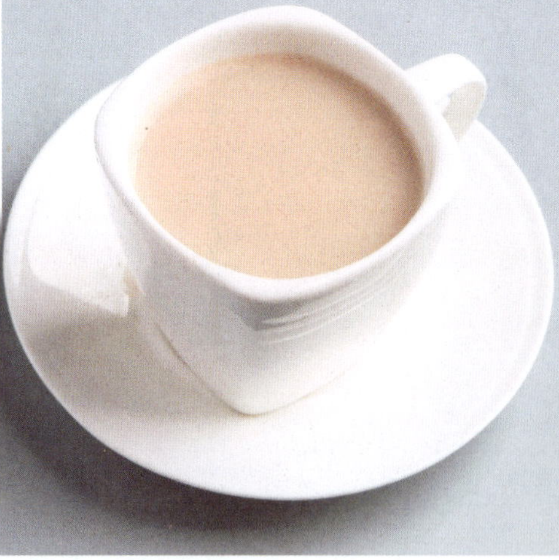

核桃牛奶杏仁露 饮品

材料 核桃仁、杏仁各30克，牛奶600克。

做法

❶ 核桃仁和杏仁洗净，放入碗中，加清水浸泡。

❷ 将泡好的核桃仁和杏仁放入豆浆机中，倒入牛奶后按“果汁”键，煮至提示做好即可。

4

第四章 中药食疗控糖方，纯天然、无负担、更安全

简单茶饮方，为血糖护航

止消渴饮有清润肺胃、生津止渴的功效。《滇南本草》中载，冬瓜皮“止渴，消痰，利小便”。冬瓜皮可作鲜用和干用。鲜用可直接加水熬成汤，利尿消肿、利水行气；干用可自行选购冬瓜皮，也可在食用冬瓜时，将冬瓜洗净削取外层果皮，晒干保存，需要时取出使用。

冬瓜皮小档案

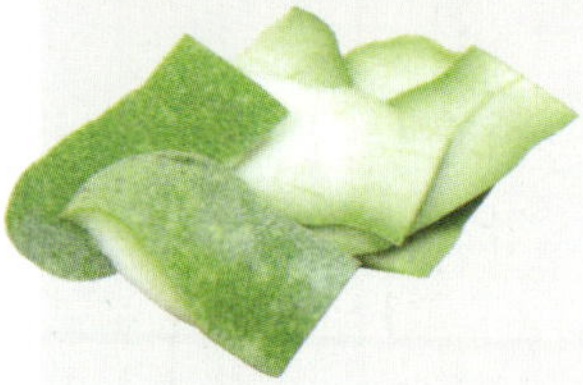

性味归经

性凉，味甘，入脾、小肠经。

养生功效

利尿消肿，清热解暑。适用于水肿胀满、小便不利、暑热口渴、小便短赤等症。

选购标准

以皮薄、条长、色灰绿、有粉霜、干燥、洁净的为佳。

慎食人群

脾胃虚寒的糖尿病患者慎用。

止消渴饮 来源《中医营养学》

材料 鲜冬瓜皮、葛根粉各20克，鲜西瓜皮15克。

做法

1. 鲜冬瓜皮、鲜西瓜皮去外硬皮，洗净，切片。
2. 将冬瓜皮片、西瓜皮片和葛根粉一起放入锅中，加适量水，大火煮开后，转小火继续煮10分钟即可。

用法 代茶饮。

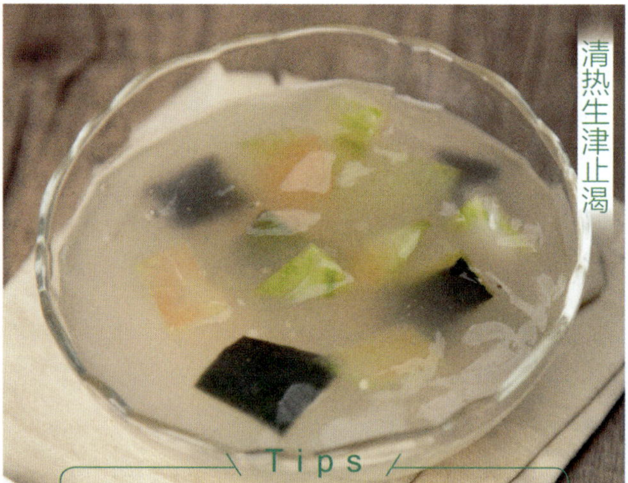

Tips

冬瓜带皮食用再搭配含有薏米酯的薏米和瘦肉煲成汤，有助于利尿控糖。

五味枸杞饮有滋补肝肾、利尿生津的功效，常用于肝肾阴虚型糖尿病。《医学衷中参西录》中载，五味子多与山药、知母、天花粉等同用，治阴虚内热，口渴多饮之消渴症，如玉液汤。五味子在秋季采摘，晒干或蒸后晒干，除去果梗和杂质后生用，或按照醋蒸法蒸至黑色，干燥后用，用时捣碎。

五味子小档案

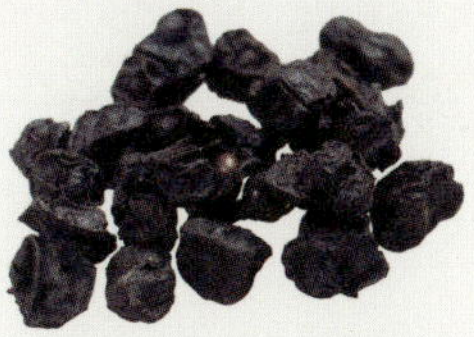

性味归经
性温，味酸、甘，入肺、心、肾经。

养生功效
收敛固涩，益气生津，补肾宁心。适用于久咳虚喘、津伤口渴、内热消渴、心悸失眠等。

选购标准
以粒大、色红、肉厚、有光泽、显油润者为佳。

慎食人群
表邪未解、内有实热、咳嗽初起、麻疹初期者均不宜用。

五味枸杞饮 来源《摄生众妙方》

材料 五味子、枸杞子各10克。

做法

❶ 五味子、枸杞子洗净，将五味子放置在纱布袋内。

❷ 锅中加1000毫升水，将五味子、枸杞子一同放入锅中，煮取约800毫升，凉至温热饮用即可。

用法 代茶饮。

功效 五味子性温、味酸，能滋补肝肾；枸杞子性平、味甘，有助于滋肝补肾、益精明目。二者搭配不仅甘香味美，而且能缓解神疲乏力，改善尿多、腰膝酸软等症状。

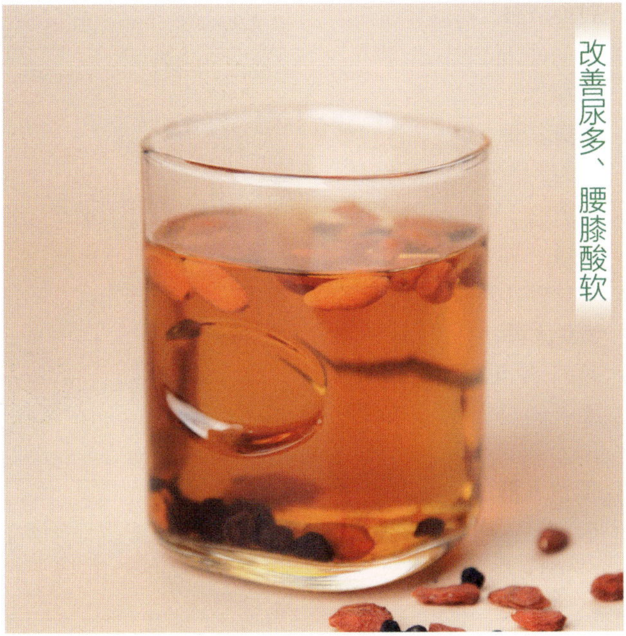

玉米须茶有养阴生津、解毒泄热、控糖的功效，适用于各类糖尿病患者，尤其适用于中老年糖尿病伴发高血压患者。《现代实用中药》中载，玉米须为利尿药，对肾病、浮肿性疾患、糖尿病等有效。玉米须在秋季收获种子后收集，去除杂质，鲜用或晒干生用。

玉米须小档案

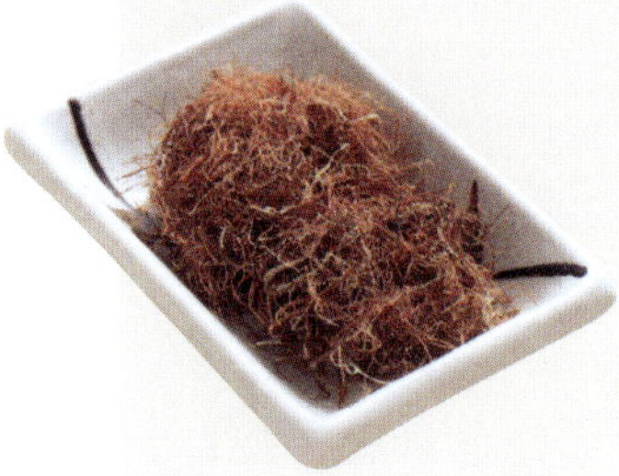

性味归经

性平，味甘、淡，入膀胱、肝、胆经。

养生功效

利水消肿，利湿退黄。适用于水肿、小便不利等。

选购标准

鲜时以柔软、有光泽者为佳；干时以气味清香、鲜黄、须长、无杂质者为佳。

慎食人群

孕妇慎用。用量不宜过多。

玉米须茶 来源 民间验方

材料 玉米须 10 克。

做法 玉米须洗净，放入砂锅中，加入适量清水，大火烧沸后，转小火煎煮 20 分钟，去渣取汁即可。

用法 代茶饮，当日饮完。

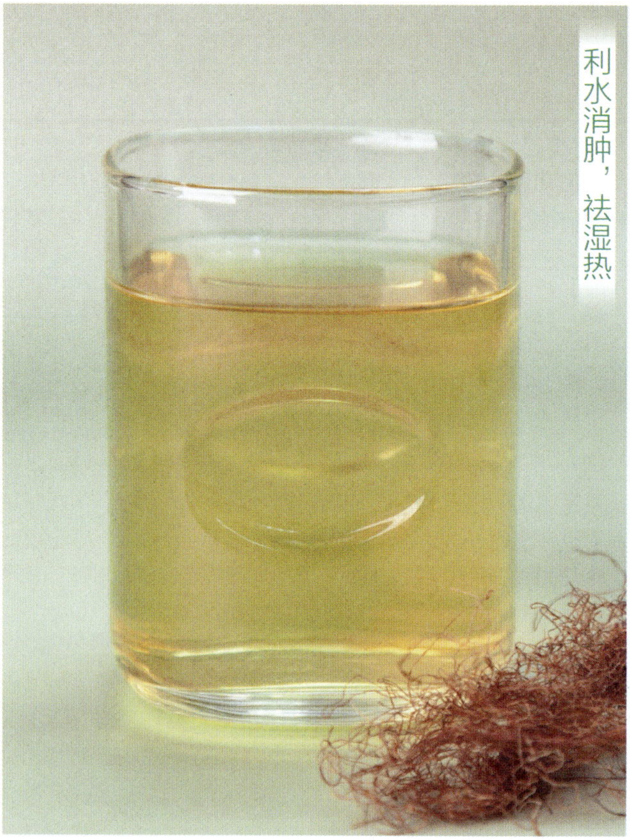

参桂红茶有补气养血、通经脉的功效。人参始载于《神农本草经》，即“人参主补五脏，安精神，定魂魄，止惊悸，除邪气，明目，开心益智”。人参多于秋季采挖，洗净晒干或烘干，润透，切薄片，干燥用，或用时粉碎、捣碎。

人参小档案

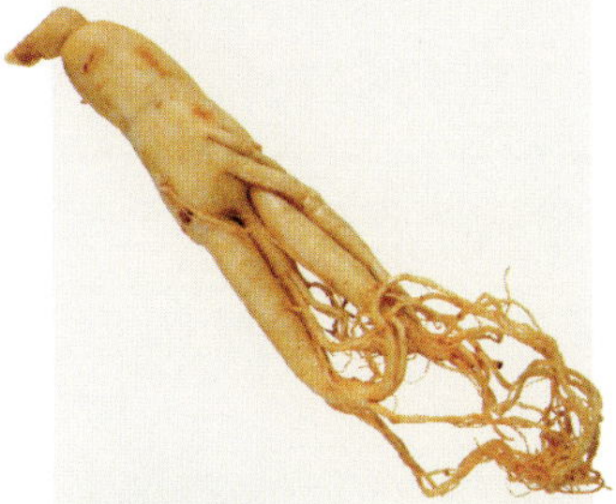

性味归经

性平，味甘、微苦，入脾、肺、心经。

养生功效

大补元气，补脾益肺，生津止渴。适用于气虚欲脱、肢冷脉微、津伤口渴、内热消渴等。

选购标准

以表皮金黄，有淡雅清香，切面色淡黄白，点状树脂道多者为佳。

慎食人群

凡骨蒸劳热、血热吐衄、肝阳上亢、目赤头眩等一切实证、火郁之证均不宜使用。

参桂红茶 来源《博爱心鉴》

材料 人参2克，肉桂4克，黄芪、甘草各3克，红茶5克。

做法 将上述材料一起放入杯中，倒入沸水，盖盖子闷泡约5分钟后饮用。

用法 代茶饮。

功效 人参助运化，输精微，布津液；肉桂、黄芪均可补气固表、补血养血；甘草则有调和诸药的作用；红茶可温胃祛寒，还能化痰、消食、开胃。此款茶饮可生津止渴、补气固表，提高糖尿病患者的免疫力。

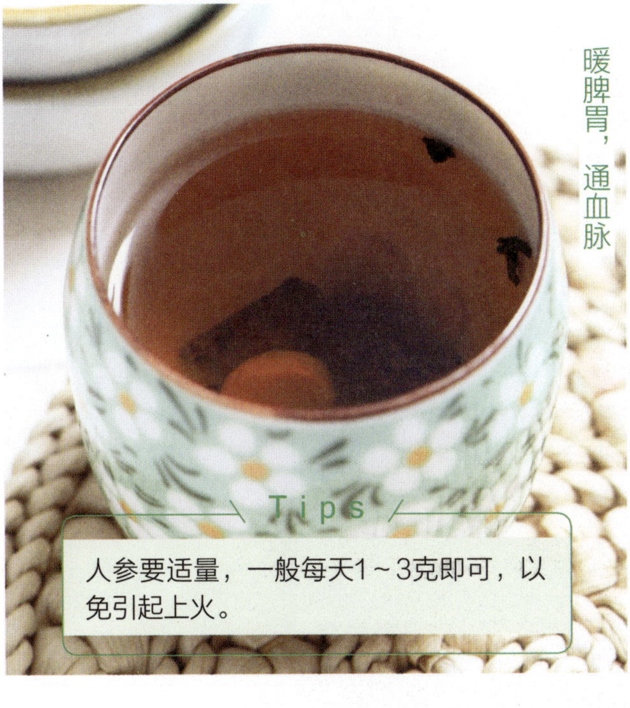

暖脾胃，通血脉

Tips

人参要适量，一般每天1～3克即可，以免引起上火。

简易药膳方，改善糖尿病不适

对糖尿病患者来说，猪身上的宝是猪胰，它对调理糖尿病有帮助。东晋葛洪《肘后备急方》里出现"以脏补脏"的思想萌芽，首次记载了用猪胰治疗消渴症。此后，该方在民间广泛应用。猪胰可单用，洗净焙干研末，每次取 3～6 克温水送服；也可搭配薏米、山药、玉米须等食用。

猪胰小档案

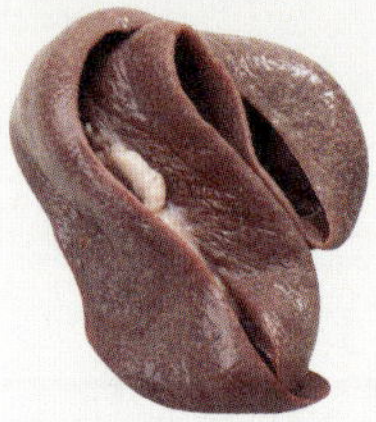

性味归经

性平，味甘，入肺、脾、大肠经。

养生功效

益肺补脾、滋阴润燥、调控血糖，适用于阴虚消渴、肺虚咳嗽、脾虚泄泻等症。

选购标准

以新鲜无异味的为佳。

慎食人群

一般糖尿病患者均可使用，但要控制好量，每次约50克，每月2～3次为宜。

玉米须芡实红豆煲猪胰汤

来源《成人糖尿病食养指南（2023 年版）》

材料 玉米须 5 克，芡实、茯苓各 7 克，红豆 10 克，猪胰 50 克。

调料 生姜 3 克，盐适量。

做法

1. 猪胰处理干净，切段，冷水下锅，加生姜焯水后捞出，冲洗干净。
2. 所有食材加入清水中，大火烧开后转小火煲 1～2小时即可。

功效 芡实有健脾胃、利湿固肾的功效；玉米须利水消肿；茯苓利水渗湿。三者搭配猪胰、红豆煮汤，有助于缓解消渴症状、减肥。

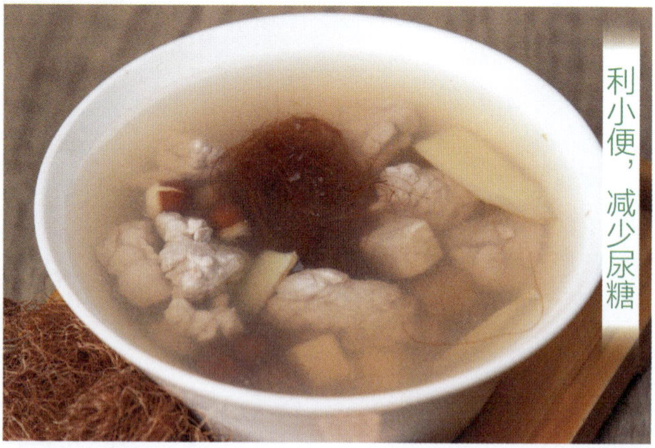

鸽肉山药玉竹汤有健脾益气、滋阴止渴的功效，很适合 2 型糖尿病之气阴两虚证。山药性平而不燥，搭配生黄芪、知母、葛根等可益气生津、滋阴清热，有助于缓解阴虚内热或气阴两虚所致之口渴多饮、小便频数多的消渴症。山药鲜用干用皆可。

山药小档案

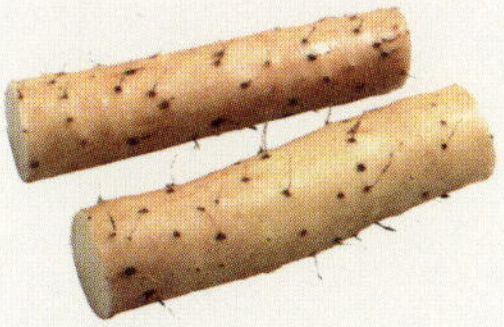

性味归经
性平，味甘，入脾、肺、肾经。

养生功效
补脾养胃，生津益肺。适用于脾胃虚弱，内热消渴，肾虚遗精等症。

选购标准
以质坚实、粉性足、颜色洁白者为佳。

慎食人群
湿盛中满或有积滞者不宜使用。

鸽肉山药玉竹汤

来源《成人糖尿病食养指南（2023 年版）》

材料 玉竹 15 克，山药 50 克，净鸽子 100 克。

调料 葱段、姜片各 10 克，盐 2 克，料酒、胡椒粉各少许。

做法

1. 净鸽子洗净切块，入沸水中加料酒焯烫片刻取出；山药去皮，洗净，切滚刀块，用沸水焯烫；玉竹用开水泡软备用。
2. 砂锅中倒入适量沸水，放入山药块、鸽子块、玉竹、葱段、姜片，大火烧沸，去掉浮沫，煮 4～5分钟后加盖转小火炖30分钟，开盖后加盐、胡椒粉调味即可。

功效 鸽肉补血养血，补虚强身；山药和玉竹都能帮助缓解内热消渴之咽干口渴等。三者搭配能帮助糖尿病患者修复胰岛细胞，增强抵抗力。

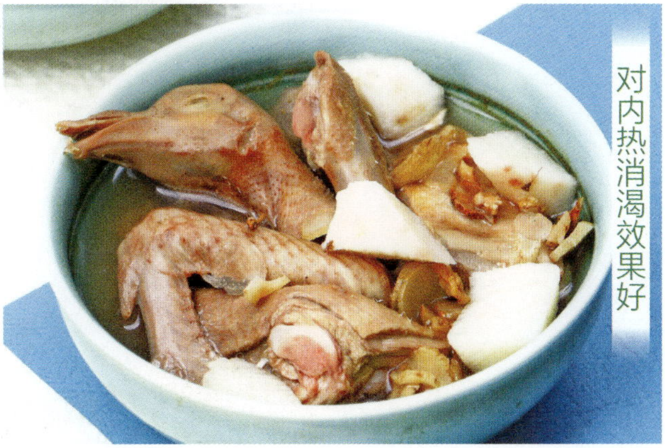

马齿苋炒鸡蛋能清热解毒、利湿止渴、利水消肿。《本草正义》中载，马齿苋“破痃癖，止消渴，皆寒凉解热之正治”。马齿苋可采收，除去残根及杂质，洗净略蒸或烫后晒干生用，也可鲜用，皆对糖尿病患者有益。

马齿苋小档案

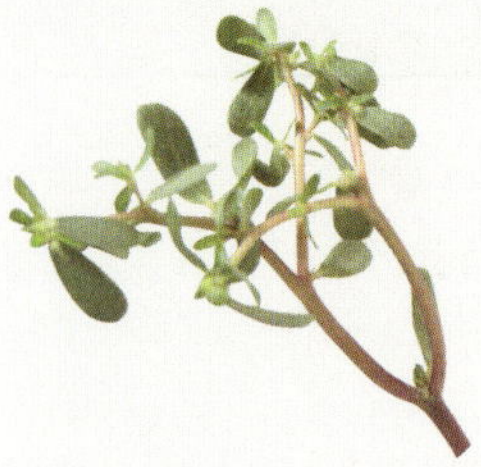

性味归经

性寒，味酸，入肝、脾、大肠经。

养生功效

清热解毒，凉血止血。适用于热毒血痢、湿热淋证等。

选购标准

以棵小、质嫩、叶多、色青绿者为佳。

慎食人群

脾胃虚寒、肠虚滑泄者忌用。

马齿苋炒鸡蛋 来源《海上集验方》

材料 鲜马齿苋 50 克，鸡蛋清 2 个。

调料 料酒 5 克，盐适量。

做法

1. 鲜马齿苋择洗干净，切段；鸡蛋清打散，加入马齿苋段调匀，加入盐、料酒调味。
2. 锅置火上，放植物油烧热，将马齿苋和蛋清液倒入锅内，快速翻炒至熟即可。

功效 马齿苋有清热止渴、利尿控糖的作用，蛋清滋阴清热、解毒。二者搭配炒食不仅清淡可口，还可以在一定程度上缓解糖尿病患者口渴、口干、口苦的症状。

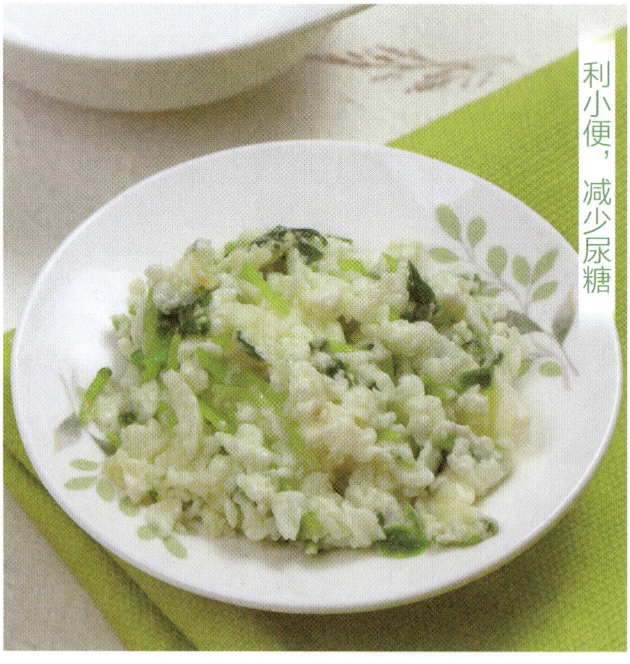

归参炖母鸡味道香浓，营养丰富，能健脾益气养血，刺激胰岛素的释放，起到控血糖的作用。《本草从新》中载，党参“补中，益气，和脾胃，除烦渴”。党参与麦冬、五味子、黄芪等同用，可益气生津，缓解内热消渴、气短口渴等。

党参小档案

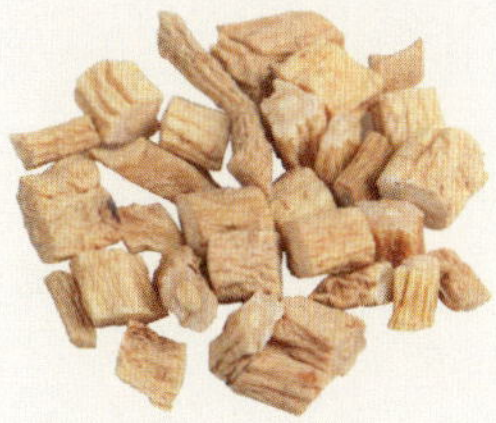

性味归经
性平，味甘，入脾、肺经。

养生功效
补脾益肺，养血生津。适用于气津两伤，气短口渴，内热消渴等症。

选购标准
以条粗壮、质柔润、外皮细、断面黄白色、味甜、嚼之无渣者为佳。

慎食人群
气滞、肝火盛者禁用；邪盛而正不虚者不宜用。

归参炖母鸡

来源《成人糖尿病食养指南（2023年版）》

材料 当归12克，党参20克，净母鸡1只。

调料 姜片、葱段、料酒、盐各适量。

做法

1. 净母鸡去掉内脏，洗净；当归、党参洗净。
2. 将当归和党参放入鸡腹内，置于砂锅中，再加入葱段、姜片、料酒和盐，加适量清水，大火煮沸后，改小火炖至鸡肉烂熟即可。

功效 党参健脾益肺，养血生津；当归能补血活血，增强免疫功能。二者搭配母鸡炖汤能帮助改善糖尿病患者体虚体弱、气短口渴等症。

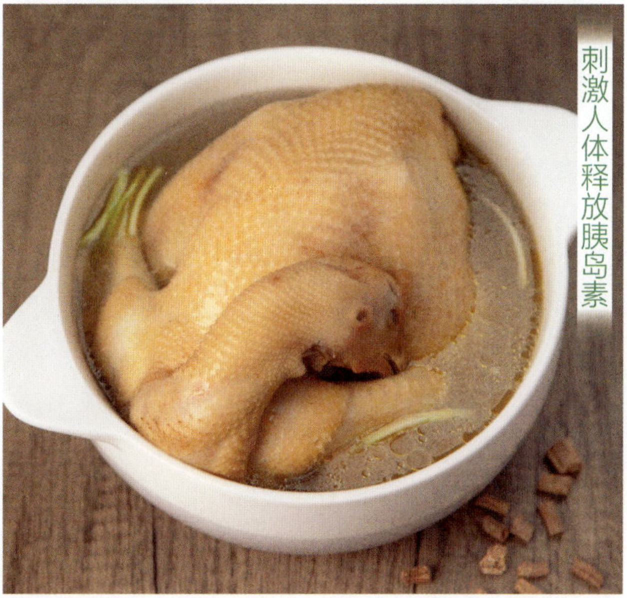

葛根山楂炖牛肉有养脾胃，清肺热，强体力的功效。葛根始载于《神农本草经》，书中载葛根“主消渴，身大热，呕吐、诸痹，起阴气，解诸毒。”葛根与天花粉、麦冬等药配伍，可缓解糖尿病患者口渴多饮、乏力等症状。

葛根小档案

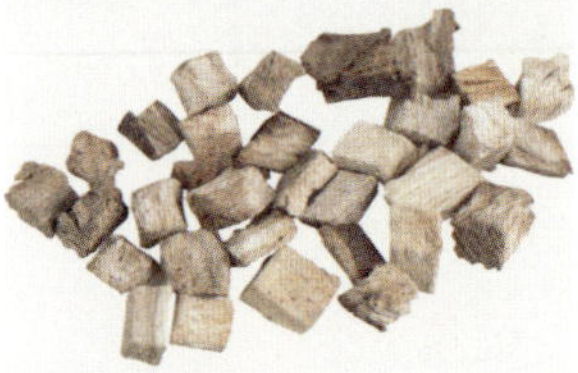

性味归经

性凉，味甘、辛，入脾、胃经。

养生功效

解肌退热，生津止渴，通经活络。适用于热病口渴、消渴等症。

选购标准

以片大、质坚实、色白、粉性足、纤维少者为佳。

慎食人群

脾胃虚寒者慎用。

葛根山楂炖牛肉 来源《药膳食谱》

材料 葛根 10 克，山楂片 15 克，牛肉 250 克，白萝卜 150 克。

调料 料酒 10 克，盐 4 克，姜块 8 克。

做法

❶ 葛根洗净，切片；牛肉和白萝卜洗净，切小块。

❷ 将葛根片、山楂片、牛肉块、料酒、白萝卜块、姜块放入炖锅内，加水适量，用大火烧沸，再改小火炖 2 小时，加盐调味即可。

功效 葛根生津润肺、除烦镇痛；山楂行气散瘀、健胃消食。二者搭配牛肉炖食可强身补虚，增强抵抗力，还有利于改善糖尿病患者烦渴症状，预防微血管病变等。

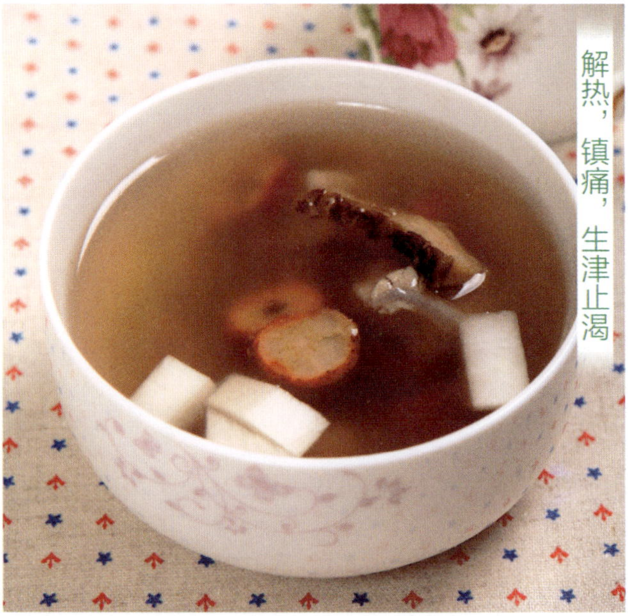

解热，镇痛，生津止渴

糖尿病经典调理方剂

消渴方能滋阴降火、生津止渴，对糖尿病属肺热津伤者更为有益。天花粉有养阴生津、解毒消肿之效，《神农本草经》对天花粉有载：“主消渴，身热，烦满，大热，补虚安中，续绝伤。”

天花粉小档案

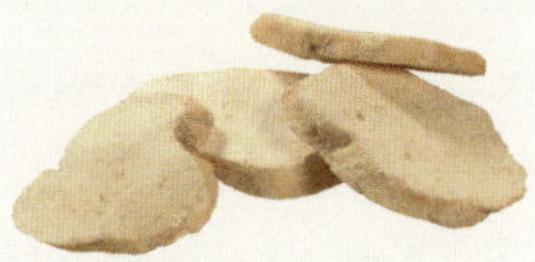

性味归经

性微寒，味甘、微苦，入肺、胃经。

养生功效

清热泻火，生津止渴，消肿排脓。适用于内热消渴，热病烦渴，肺热燥咳等症。

选购标准

以均匀、块大、色白、粉性足、质坚细腻、筋脉少、味微苦者为佳。

慎食人群

脾虚湿滞，腹满便溏者不宜用。

消渴方 来源《丹溪心法》

材料 天花粉20克，黄连10克，生地黄20~30克，藕汁、牛奶、生姜汁各适量。

做法

❶ 天花粉、黄连、生地黄共研为细末。

❷ 再加入藕汁、牛奶、生姜汁，调匀即可。

功效 黄连泻心火；天花粉、藕汁清热生津；生地黄滋益肾水；牛奶补血润燥；生姜汁和胃。因此该方有泻火生津、益血润燥的作用，能有效改善消渴症状。

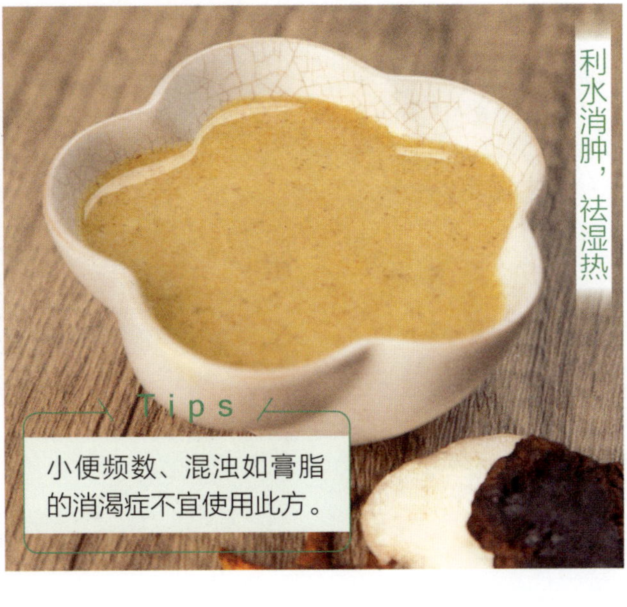

Tips

小便频数、混浊如膏脂的消渴症不宜使用此方。

玉女煎有清胃滋肾、养阴生津的功效，适用于消渴、头痛、牙痛等症。《本草经疏》中载石膏：“本解实热，祛暑气，散邪热，止渴除烦之要药。”石膏配以知母、人参等，有助于缓解肺胃燥热，津液耗伤，烦渴饮引等。石膏可打碎生用或煅用。

石膏小档案

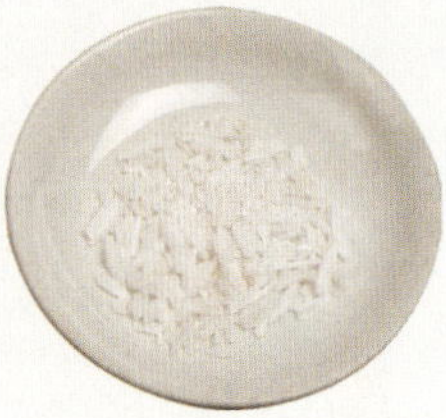

性味归经

性大寒，味甘、辛，入肺、胃经。

养生功效

清热泻火，除烦止渴。适用于胃火亢盛，头痛牙痛，内热消渴等症。

选购标准

以白色、块大、质酥、半透明、纵断面如丝、无夹层、无杂石者为佳。

慎食人群

脾胃虚寒及阴虚内热者忌用。

玉女煎 来源《景岳全书》

材料 石膏9~15克，熟地黄9~30克，麦冬6克，知母、牛膝各5克。

做法 水煎服。

用法 每日1剂，分3次空腹温服或冷服。

功效 石膏清胃热、生津液；熟地黄补虚控糖；麦冬清热养阴；牛膝引热下行、补肝肾。配以知母甘寒清润、泻实补虚，可帮助缓解胃热阴虚之消渴，改善多食善饥。

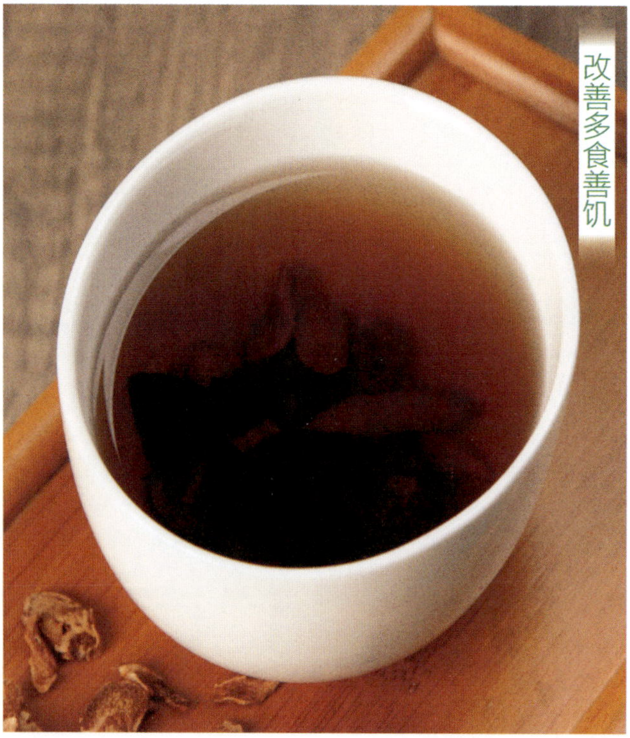

5

第五章 糖尿病三大不同证型辨证调养和饮食方案

阴虚热盛型糖尿病：宜滋阴降火

典型症状

☑ 烦渴多饮　☑ 手足心热　☑ 暴躁易怒　☑ 反复口腔溃疡

病因分析

阴虚热盛型糖尿病由阴液不足，虚热内生，脏腑之间阴阳失调所致。

如何判断自己是不是阴虚热盛型糖尿病

1. 咽干舌燥，手足心热，感到心胸烦闷，常常口渴。
2. 急躁易怒，吃得多、饿得快，容易出汗，午后或夜间容易发热。
3. 睡眠质量差，睡眠时间短、多梦。
4. 小便黄，尿频量多；大便干结或便秘。
5. 舌红苔少或可见舌上有裂纹，脉象按之无力、偏细或跳动偏快。
6. 或伴随口腔溃疡反复发作，头昏耳鸣，腰酸乏力等。

治疗原则

治则以养阴增液为主，切忌清热泻火。

饮食宜防燥护阴、滋阴润肺

阴虚热盛型糖尿病患者宜选用滋阴润燥、清热生津的食物，如鲜藕、菠菜、冬瓜、白菜、番茄、黄瓜、银耳、茭白、芹菜、空心菜等。同时，应避免食用辛辣、燥热的食物，如辣椒、生姜、大蒜、油炸食品等，以免加重病情。

典型医案

李某，男，55 岁，汽车司机。门诊病例。2007 年 7 月 10 日初诊，患者诉近半年来身体逐渐消瘦，精神疲乏，去省级医院检查，发现血糖过高，确诊为糖尿病。患者形体消瘦，神倦疲乏，气短，口渴多饮，小便略多而黄，手足心热，舌红，苔薄少而黄，脉细数。为阴虚热盛型糖尿病。

治则： 益气、滋阴、清热。

处方： 二冬汤。西洋参片 10 克，麦冬 30 克，天冬 15 克，天花粉 15 克，黄芩 10 克，知母 10 克，五味子 5 克，甘草 6 克。

用法： 每日 1 剂，水煎分 2 次服，10 剂。

患者于 2007 年 7 月 20 日二诊：服药后精神转佳，口渴减轻，但手足心热仍较显，舌红苔少而黄，脉细数。拟原方加地骨皮 10 克，再进 15 剂。

于 2007 年 8 月 15 日三诊时，患者诉服药后诸症渐平，取效明显，于是自将原方多服 10 剂。观察其舌红，苔薄黄，脉细略数，再以原方 30 剂治之。

患者于 2007 年 9 月 20 日四诊时，诉诸症已愈，并去医院检查 2 次，血糖、尿糖均趋正常，不仅精神转佳，形体消瘦也明显改善，舌脉也已正常。嘱服消渴丸善后。

医生解读： 消渴症的基本病机是阴虚为本，燥热为标，故以清热润燥、养阴生津为本病的治疗大法。本案患者表现为气虚症状，故以益气养阴为治。

推荐 8 种药食同源的天然“降糖药”

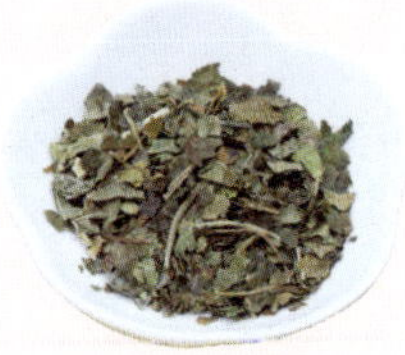

桑叶

性味归经：性寒，味甘、苦，入肺、肝经。

养生功效：疏风散热，清肺润燥，平抑肝阳。适用于烦躁易怒、燥热咳嗽、咽喉红肿、自汗盗汗、头痛眩晕等。

用法用量：煎服，5～10克。

使用禁忌：无明显禁忌人群。

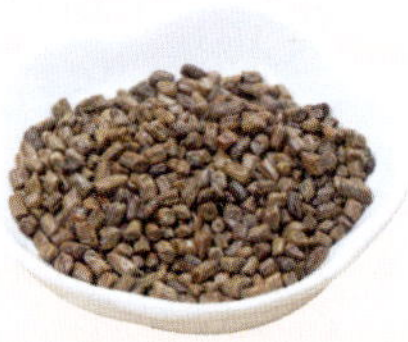

决明子

性味归经：性微寒，味甘、苦、咸，入肝、大肠经。

养生功效：清热明目，润肠通便。适用于目赤涩痛、头痛眩晕、肠燥便秘等。

用法用量：煎服，9～15克。用于润肠通便，不宜久煎。

使用禁忌：气虚便溏者不宜使用。

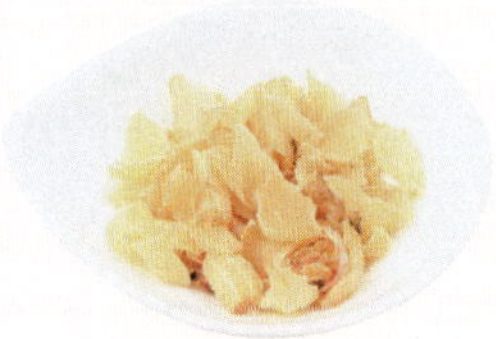

百合

性味归经：性寒，味甘，入心、肺经。

养生功效：养阴润肺，清心安神。适用于阴虚燥咳、咽干音哑、虚烦惊悸等。

用法用量：煎服，6～12 克。

使用禁忌：脾肾虚寒便溏者忌用。

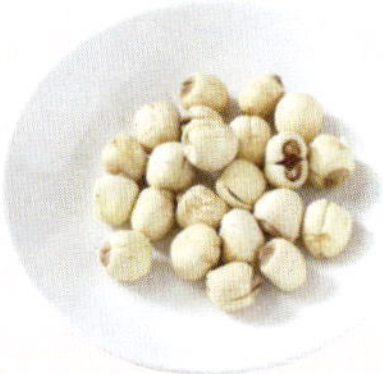

莲子

性味归经：性平，味甘、涩，入脾、肾、心经。

养生功效：补脾止泻，益肾涩精，养心安神。适用于脾虚泄泻、遗尿尿频、虚烦失眠等。

用法用量：煎服，6～15克。

使用禁忌：大便燥结者不宜使用。

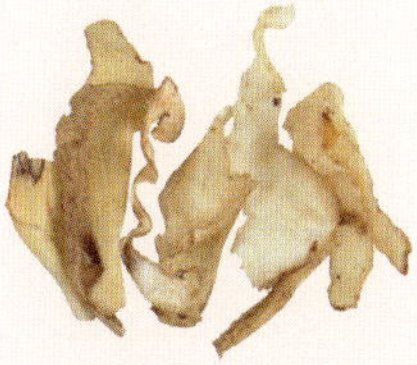

玉竹

性味归经：性微寒，味甘，入肺、胃经。

养生功效：养阴润燥，生津止渴。适用于阴虚燥热、咽干口渴、内热消渴等。

用法用量：煎服，6～12克。

使用禁忌：脾胃虚弱、痰湿内蕴、中寒便溏者不宜用。

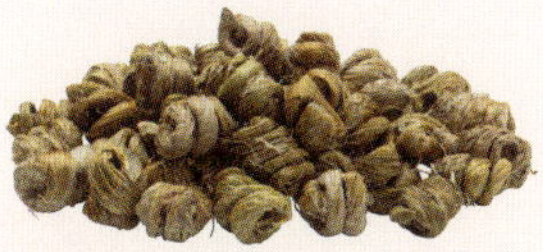

铁皮石斛

性味归经：性微寒，味甘，入胃、肾经。

养生功效：益胃生津，滋阴清热。适用于热病津伤、口干烦渴、阴虚火旺等。

用法用量：煎服，6～12克。

使用禁忌：温热病不宜早用；湿温热尚未化燥伤津者忌服。

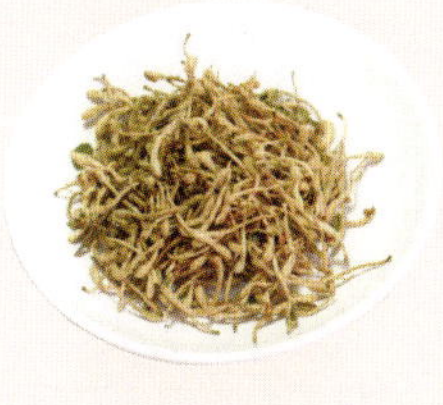

金银花

性味归经：性寒，味甘，入肺、心、胃经。

养生功效：清热解毒，疏风散热。适用于身热头痛、咽干口渴、神烦少寐等。

用法用量：煎服，6～15克。

使用禁忌：脾胃虚寒及气虚疮疡脓清者不宜用。

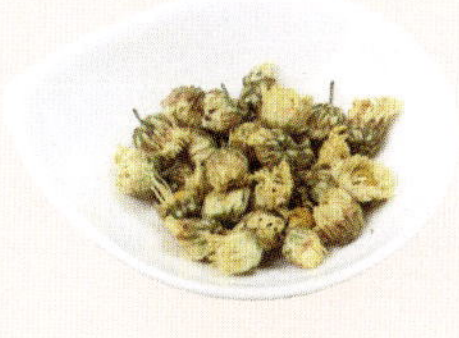

菊花

性味归经：性微寒，味甘、苦，入肺、肝经。

养生功效：疏散风热，清热解毒，清肝明目。适用于发热头痛、口干烦热、目赤胸闷、头昏目眩等。

用法用量：煎服，5～10克。或泡茶，入丸、散剂。

使用禁忌：阳虚或头痛而恶寒者忌用；气虚胃寒，食少泄泻者慎用。

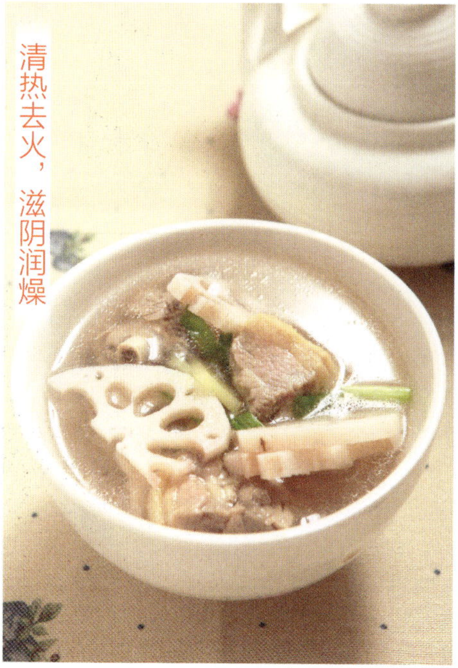

莲藕鸭肉汤

材料 鸭肉 150 克，莲藕 100 克。

调料 姜片、葱段各适量，盐 2 克。

做法

1. 鸭肉洗净，斩小块，焯一下；莲藕洗净，去皮，切片。
2. 锅置火上，倒入适量清水，放入鸭肉、莲藕片、姜片、葱段，大火烧开，转小火再煲 2 小时，最后去掉浮油，加盐调味即可。

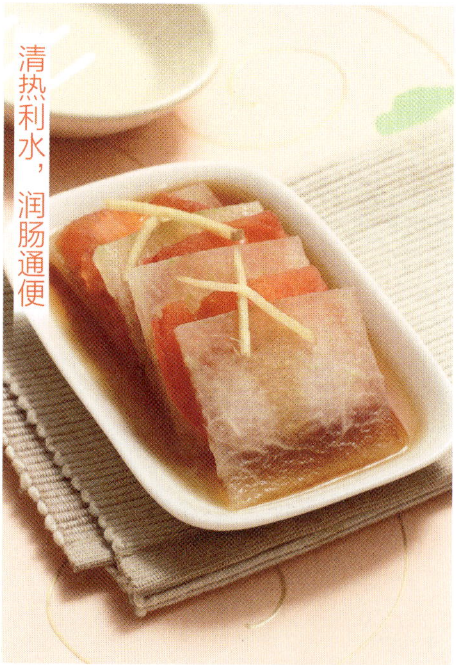

微波茄汁冬瓜

材料 冬瓜 300 克，番茄 200 克。

调料 盐、姜丝各适量。

做法

1. 冬瓜洗净，去皮除子，切片；番茄洗净，切片；将盐和适量水搅拌至化。
2. 冬瓜片放在微波器皿中，在冬瓜片缝隙间摆好番茄片，淋上盐水，撒姜丝，覆盖保鲜膜，扎几个小孔，大火微波 10～12 分钟即可。

银耳百合羹

材料 干银耳 10 克，鲜百合 30 克，枸杞子 5 克。

做法

1. 银耳用温水浸泡 30 分钟，待其发透后摘蒂、去杂质，洗净；鲜百合处理干净。
2. 将银耳撕成片状，放入锅内，加水适量，大火煮沸后，再用小火熬 1 小时，然后加入鲜百合、枸杞子，直至银耳炖烂即可。

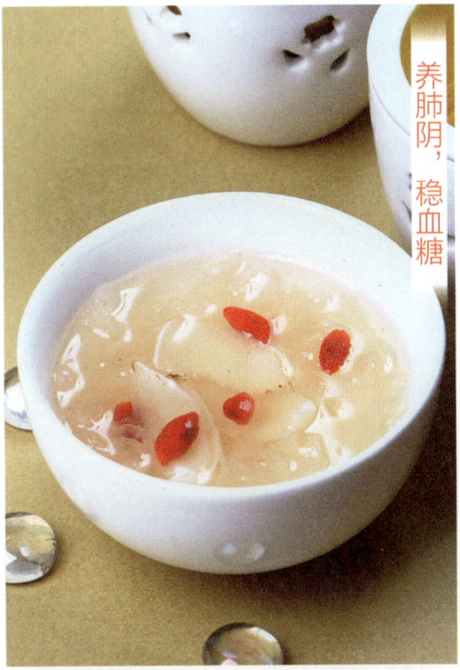

白灼苦瓜 凉菜

材料 苦瓜 250 克。

调料 生抽、醋各 8 克，蒜末 6 克，盐 3 克。

做法

1. 苦瓜洗净，切开去瓤，切片，焯水，捞出。
2. 锅内倒油烧至七成热，放蒜末炒香后浇到苦瓜片上。
3. 将适量温水、生抽、醋和盐调成酱汁，倒入锅中煮开，最后将酱汁浇到苦瓜片上，拌匀即可。

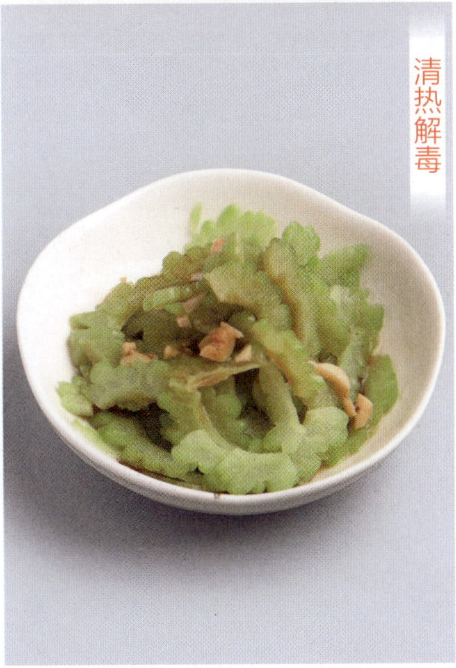

中草药茶饮

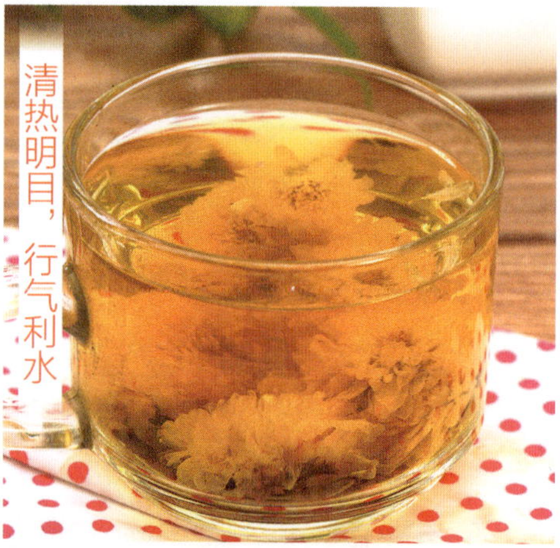

菊花决明子茶

材料 菊花 6 克，决明子 15 克。

做法

1. 决明子加水煮 15 分钟。
2. 取滤液泡菊花，代茶饮用即可。

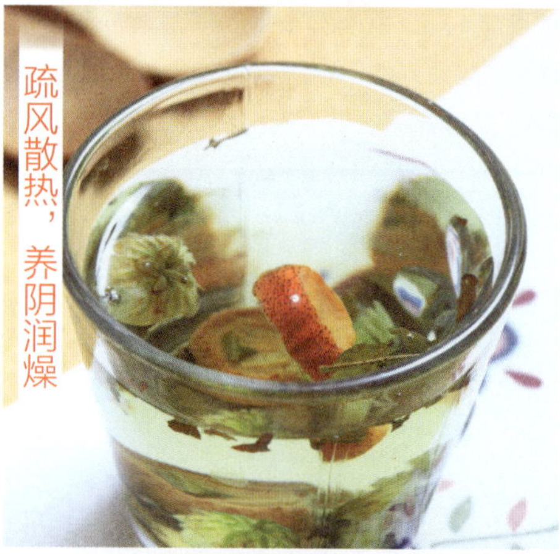

桑叶菊花玉竹茶

材料 桑叶、玉竹各 2 克，杭白菊 4 朵，山楂干品 3 克。

做法 将上述材料一起放入杯中，用沸水冲入，然后盖盖闷泡约 8 分钟即可。

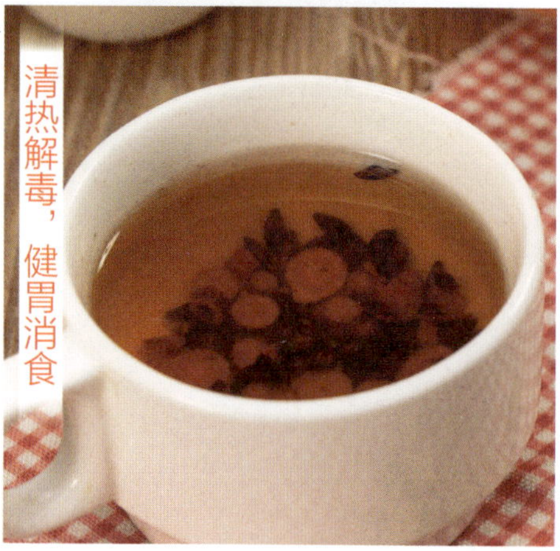

大麦甘草茶

材料 大麦 10 克，甘草 2 克。

做法

1. 大麦和甘草放入一煮茶包中。
2. 煮茶包放入锅中，加适量清水大火煮沸后，转中火煮 15 分钟即可。

优选中成药

经常口渴、多食善饥、溲赤便秘，用消渴康颗粒

消渴康颗粒是在两大名方“玉女煎”和“增液汤”的基础上，经过组方加减及剂型改良而成的经验名方，具有清热养阴、生津止渴、益气健脾、化瘀通络等功效。

药物组成：石膏、知母、生地黄、麦冬、天花粉、玉竹、玄参、牛膝、丹参、泽泻、党参、山茱萸、枇杷叶、南五味子。

功能与主治：清热养阴，生津止渴。适用于2型糖尿病阴虚热盛型，症见口渴喜饮，消谷易饥，小便频数，怕热心烦，大便干结等。

用法与用量：餐前温开水冲服。一次1袋，一日3次，30日为一个疗程。

注意事项：孕妇忌服，定期复查血糖。忌肥甘、辛辣食物；忌烟酒。使用时需要询问医生，患者尽量不要私自使用。

小便短赤、口燥咽干，八正颗粒清热通淋

八正颗粒原方八正散，出自《太平惠民和剂局方》：“治大人、小儿心经邪热，一切蕴毒，咽干口燥，大渴引饮，心忪面热，烦躁不宁，目赤睛疼，唇焦鼻衄，口舌生疮，咽喉肿痛。又治小便赤涩，或癃闭不通，及热淋、血淋，并宜服之。”

药物组成：车前子、瞿麦、萹蓄、滑石、山栀子、炙甘草、川木通、生大黄、灯心草。

功能与主治：利水渗湿，清热通淋。主治湿热淋证及糖尿病继发神经性膀胱炎、尿潴留，以尿频尿急、溺时涩痛、淋沥不畅、尿色混赤、口燥咽干、舌苔黄腻、脉滑数为辨证要点。

用法与用量：口服。一次1袋，一日3次，温开水冲服。

注意事项：孕妇慎用。

气阴两虚型糖尿病：宜益气养阴

典型症状

☑ 倦怠乏力 ☑ 心慌气短 ☑ 多饮多尿 ☑ 口干舌燥

病因分析

气阴两虚是在糖尿病早期阴虚热盛证候基础上发展而来，阴津亏耗无以载气而致气耗气散、燥热伤阴耗气所致，又可分为肺胃气阴两虚、脾胃气阴两虚、脾肾气阴两虚等亚型。

如何判断自己是不是气阴两虚型糖尿病

1. 面色㿠白，疲倦乏力，气短、遇劳则甚，形体消瘦。
2. 口干舌燥，干咳无痰，多食易饥，食而不多。
3. 腰膝酸软，耳鸣失聪，头晕目眩，自汗盗汗。
4. 五心烦热，心悸气短，失眠多梦。
5. 小便频数，大便干结或溏泄。

治疗原则

益气养阴，活血化瘀。

饮食宜补中益气、滋阴清热

气阴两虚型糖尿病患者平时注意保持均衡的饮食，适量增加一些具有益气养阴作用的食物，如山药、红枣、苦瓜、胡萝卜、蘑菇、木耳、豆芽、豆腐、鸡蛋、牛奶、莲藕、百合等，同时控制总热量，避免高糖、高脂肪、高盐食物。

典型医案

王某，男，45岁，干部。2005年4月12日初诊，自诉患糖尿病2年多，曾在某西医三甲医院确诊，已行胰岛素治疗1年多。每日注射胰岛素36单位（每次12单位，每日3次），并于餐中服二甲双胍0.5克。现空腹血糖波动在8～10毫摩/升，餐后2小时血糖14～16毫摩/升。

患者常在各种应酬中饮酒甚多，恣食肥甘。体态丰腴，活动较少。自从诊断为糖尿病后，已注意饮食及运动。治疗1年多，血糖仍居高不下，遂求中医治疗。

患者体态臃肿，面黄不泽，神疲懒言，唇紫乏润，口干苦不欲饮。饥饿时胸腹灼热如炽火，大便时溏，小便清长，舌质红，苔黄微腻，脉濡缓。

治则： 益气养阴，清热除湿，标本兼顾。

处方： 黄芪人参汤加减。黄芪50克，人参20克，升麻10克，麦冬30克，五味子15克，苍术10克，白术10克，当归10克，陈皮10克，炙甘草6克，黄柏10克，黄连10克，葛根20克。

用法： 水煎服，2日1剂，5剂。

嘱患者节饮食，禁烟酒，多运动。服中药期间，胰岛素用量递减，每日减少2单位，注意观察血糖变化。

二诊（2005年4月23日）：患者神气渐佳，语言爽朗。诉已遵医嘱服用10天，现胰岛素注射量已减至每日16单位，早晚各8单位。查空腹血糖7毫摩/升，餐后2小时血糖 11.5毫摩/升。胸腹灼热已减，大便渐实，尿量减少，舌红，苔薄白，脉弦缓。故仍用黄芪人参汤加减。

三诊（2006年2月）时，患者空腹血糖5.78毫摩/升，甘油三酯1.72毫摩/升，胆固醇5.78毫摩/升，其余各项指标均已正常，停药。随访2年，血糖稳定在正常高限，未见身体其他异常。

医生解读： 患者身形肥胖、精神不佳，常口干口苦、胸腹燥热，这是阴虚而内热炽盛。其大便不成形，舌苔发黄还带点腻，说明脾胃不好，身体里气和阴都不足。针对这种情况，可以用黄芪人参汤调理，能补气阴、清湿热。

推荐9种药食同源的天然"降糖药"

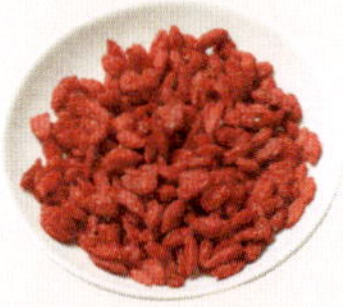

枸杞子

性味归经： 性平，味甘，入肝、肾经。

养生功效： 滋补肝肾，益精明目。适用于肝肾阴虚，精血不足，腰膝酸痛，眩晕耳鸣，内热消渴等。

用法用量： 煎服，6~12克。

使用禁忌： 脾虚便溏者不宜使用。

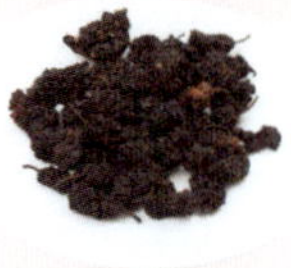

桑葚

性味归经： 性寒，味甘、酸，入心、肝、肾经。

养生功效： 滋阴补血，生津润燥。适用于津伤口渴、内热消渴、肠燥便秘、肝肾阴虚、眩晕耳鸣、心悸失眠等。

用法用量： 煎服，9~15克。

使用禁忌： 脾胃虚寒腹泻者勿服。

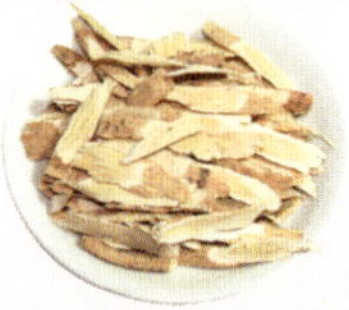

黄芪

性味归经： 性温，味甘，入脾、肺经。

养生功效： 补气升阳，利水消肿，生津养血。适用于内热消渴、气虚乏力、食少便溏、水肿尿少、表虚自汗等。

用法用量： 煎服，9~30克。

使用禁忌： 表实邪盛、内有积滞、阴虚阳亢、疮疡初起或溃后热毒尚盛等证，均不宜用。

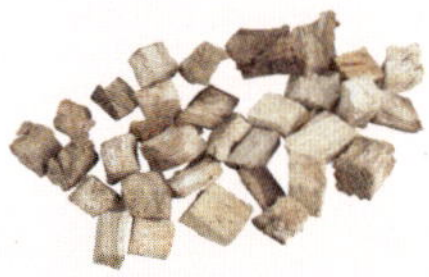

葛根

性味归经： 性凉，味甘、辛，入脾、胃经。

养生功效： 解肌退热，生津止渴，通经活络。适用于热病口渴，消渴，眩晕头痛等。

用法用量： 煎服，10~15克。

使用禁忌： 胃寒者慎用，夏日表虚汗多者忌用。

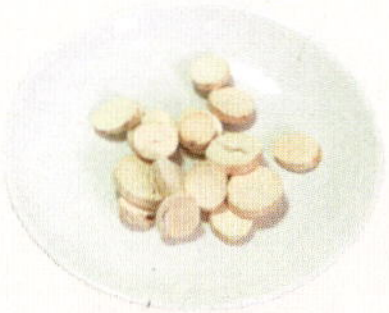

山药

性味归经：性平，味甘，入脾、肺、肾经。

养生功效：益气养阴，补脾肺肾。适用于脾虚食少、大便溏泻、虚热消渴等。

用法用量：煎服，15～30克。

使用禁忌：湿盛中满或有积滞者不宜使用。

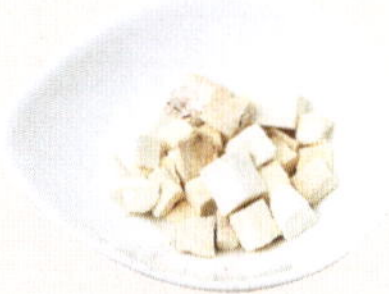

茯苓

性味归经：性平，味甘、淡，入心、肺、脾、肾经。

养生功效：健脾，利水渗湿，宁心安神。适用于水肿、脾虚食少、便溏泄泻、惊悸失眠等。

用法用量：煎服，10～15克。

使用禁忌：无明显禁忌人群。

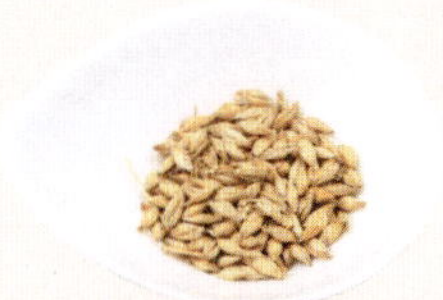

麦芽

性味归经：性平，味甘，入脾、胃经。

养生功效：行气消食，健脾开胃。适用于食积不化、脘腹胀满、脾虚食少等。

用法用量：煎服，10～15克。

使用禁忌：哺乳期女性不宜食用。

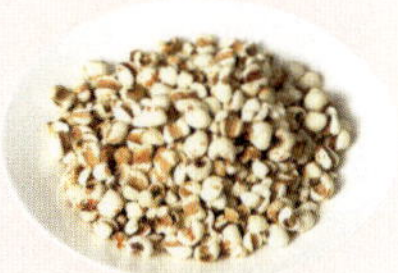

薏米

性味归经：性凉，味甘、淡，入脾、胃、肺经。

养生功效：利水渗湿，健脾止泻，除痹排脓。适用于水肿、小便不利、脾虚泄泻、湿痹拘挛等。

用法用量：煎服，9～30克。

使用禁忌：孕妇慎用。

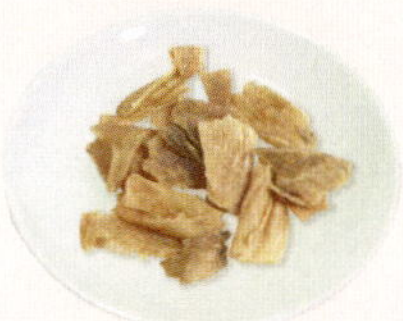

鸡内金

性味归经：性平，味甘，入脾、胃、小肠、膀胱经。

养生功效：健胃消食，涩精止遗。适用于饮食积滞、肾虚遗精、石淋涩痛等。

用法用量：煎服，3～10克；研末服，每次1.5～3克；研末服效果优于煎剂。

使用禁忌：脾虚无积滞者慎用。

控糖食养方

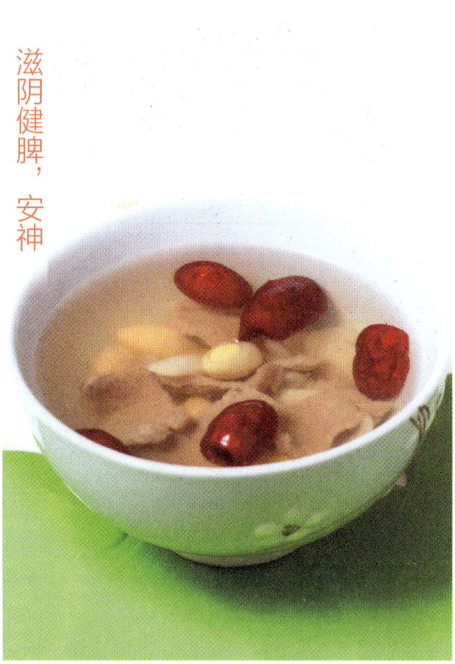

百合红枣牛肉汤

材料 牛肉200克，百合30克，白果50克，红枣5枚。

调料 盐、姜片、香油各适量。

做法

1. 牛肉洗净，焯烫，切薄片；白果去壳，用水浸撕去外层薄膜，洗净；百合、红枣分别用清水洗净，红枣去核。
2. 砂锅内倒适量清水烧沸，放红枣、白果和姜片，中火煲至白果将熟，加牛肉片、百合继续煲至牛肉熟软，加盐、香油即可。

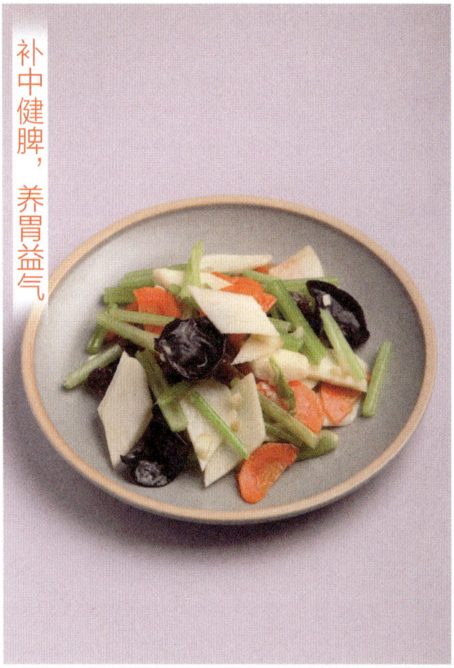

木耳炒山药片

材料 山药100克，干木耳10克，芹菜50克，胡萝卜30克。

调料 盐3克，蒜末5克。

做法

1. 干木耳泡发，去蒂洗净；芹菜择洗净，切段；胡萝卜洗净，切片；山药去皮，切菱形片，清水加醋浸泡。
2. 将芹菜段、木耳、胡萝卜片分别入锅焯一下。
3. 锅内倒油烧热，爆香蒜末，放入山药片炒至七成熟，将焯好的食材入锅翻炒，放盐调味即可。

黄芪乌鸡汤

材料 黄芪 50 克，净乌鸡 250 克。

调料 葱段、姜片、盐、花椒、料酒各适量。

做法

1. 净乌鸡洗净，放入沸水中焯3分钟，捞出冲洗干净；黄芪洗净，用温水浸软，切片备用。
2. 将黄芪片、葱段、姜片、花椒及乌鸡放入锅中，加入适量水、料酒，大火烧开，转小火煮熟，加盐调味即可。

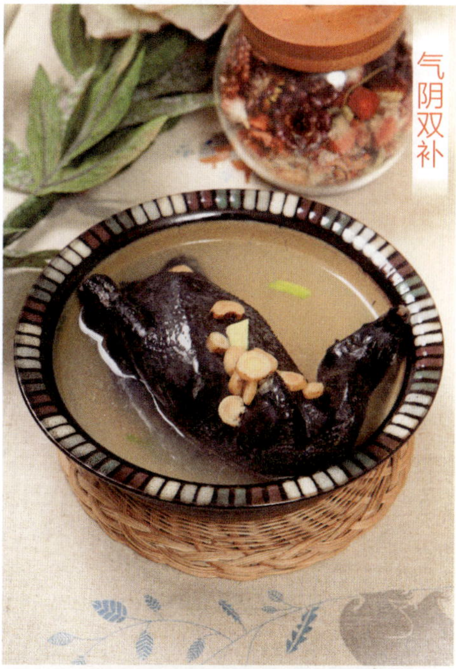

苦瓜胡萝卜煎蛋

材料 胡萝卜 50 克，苦瓜 60 克，鸡蛋 2 个。

调料 盐 2 克，葱花 5 克。

做法

1. 苦瓜对半剖开，去瓤，洗净后切小丁；胡萝卜洗净，削皮，切小丁；鸡蛋打散，放入苦瓜丁、胡萝卜丁、葱花、盐拌匀。
2. 锅中放少许油，转动锅，使油平铺锅面，倒入蛋液，转动平底锅，使蛋液均匀铺到锅上；小火加热，表面凝固后翻面，再煎1分钟即可。

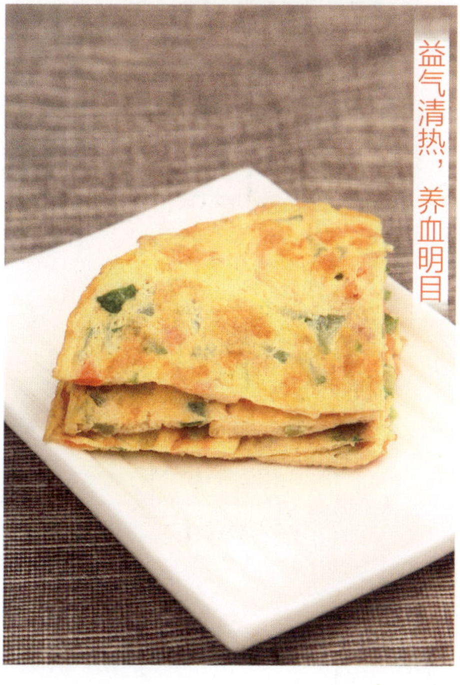

中草药茶饮

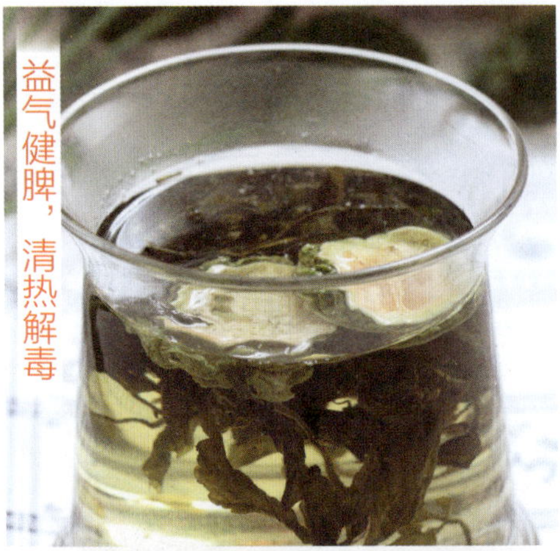

绞股蓝苦瓜茶

材料 绞股蓝 6 克，干苦瓜片 3 克。

做法 绞股蓝、干苦瓜片一起放入杯中，倒入沸水，盖盖闷泡约 8 分钟即可。

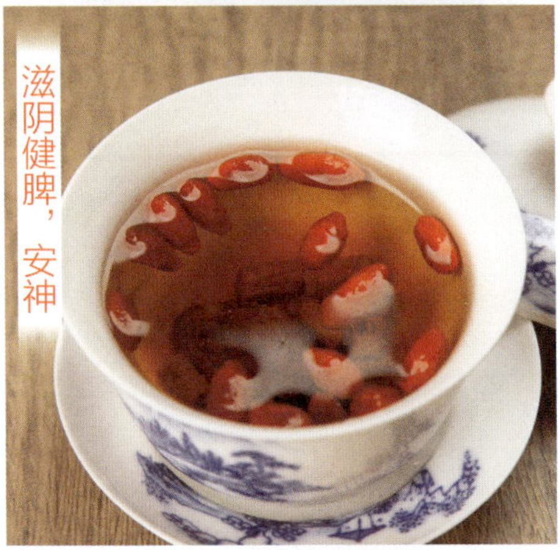

黄芪党参枸杞茶

材料 黄芪、党参各 15 克，枸杞子 8 克。

做法

1. 所有材料洗净。
2. 砂锅中倒水烧开，放入黄芪、党参，用小火煮约 20 分钟至析出有效成分。
3. 放入枸杞子，拌煮约 2 分钟即可。

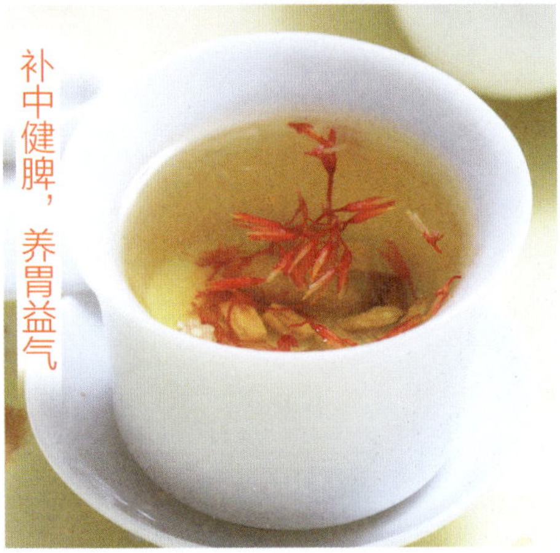

党参麦冬茶

材料 党参、麦冬各 10 克，红花 5 克。

做法 党参、麦冬、红花放入杯中，冲入沸水，盖盖闷泡约 15 分钟即可。

优选中成药

肝肾阴虚、口干舌燥、腰膝酸软、视物模糊，六味地黄丸可滋阴益肾

六味地黄丸原为小儿“肾怯失音，囟门不合，神不足”而设，后世惯用于肾阴不足。《小儿药证直诀笺正》中载：“仲阳意中，谓小儿阳气甚盛，因去桂、附而创立此方，以为幼科补肾专药”。

如果早上起床费劲，腰好像要断了似的，并伴有失眠、多梦、健忘、腰膝酸软、无力等症状，可用六味地黄丸补肾阴。

药物组成： 熟地黄、山茱萸、干山药、泽泻、牡丹皮、茯苓。

功能与主治： 滋阴补肾。适用于肾阴亏损，腰膝酸软，头晕目眩，视物模糊，耳鸣耳聋，盗汗，消渴，骨蒸潮热，手足心热等。

用法与用量： 口服。一次 8 丸，一日 3 次。

注意事项： 忌辛辣食物；不宜在服药期间服用感冒药；肾阳虚者禁用。

元气不足、阴津亏损，用参芪降糖颗粒

参芪降糖颗粒是根据唐代王焘《外台秘要》中治消渴方“黄芪汤”，再结合现代用药经验加减化裁而成的配方。

药物组成： 人参（茎叶）、皂苷、黄芪、地黄、山药、天花粉、覆盆子、麦冬、五味子、枸杞子、泽泻、茯苓。

功能与主治： 益气养阴，滋脾补肾。主治消渴症，用于 2 型糖尿病气阴两虚型，症见神疲乏力、咽干口燥、烦渴欲饮、午后颧红、小便短少、大便干结等。

用法与用量： 口服。一次 1 克，一日 3 次，一个月为一个疗程。具体情况遵医嘱。

注意事项： 饮食宜清淡，忌酒及辛辣、生冷、油腻食物；有实热症者，待实热症退后可用。

阴阳两虚型糖尿病：宜温阳滋阴、补肾固涩

典型症状

☑ 乏力自汗　☑ 形寒肢冷　☑ 腰膝酸软　☑ 多饮多尿

病因分析

多见于糖尿病中后期，阴损及阳，肾阳亏虚，失于固摄。

如何判断自己是不是阴阳两虚型糖尿病

1. 常常感到身体寒冷，甚者阳痿闭经，头晕乏力，腰膝酸软。
2. 手足心热，咽干口燥，面色无华或黧黑，耳轮焦干。
3. 小便频数，混浊如膏，甚则饮一溲一，大便稀溏。
4. 看舌象时，舌苔薄白，舌质淡而胖大，脉沉细无力。

治疗原则

滋阴温阳，阴阳并补，补肾固摄。

Tips

阴阳两虚型糖尿病可用握手这样一个简单的动作初步判断。中医认为，人体手背、足背属阳，这些地方发凉，提示身体阳虚；而手心、足心属阴，这些地方发热，提示身体阴虚。

饮食宜温阳健脾、滋阴益肾

阴阳两虚型糖尿病患者在饮食上应选择既能缓解阴虚燥热又能温补阳虚不足的食物，如猪肾、核桃、山药、枸杞子、黑芝麻、韭菜等。平时忌食寒凉食物、忌喝冷饮，适当增加温补食材，如羊肉、鸡肉、姜、桂圆等。慎用大补之品，如鹿茸等温燥药材，可能会加重阴虚火旺。

典型医案

张某，女，80岁。2015年6月1日初诊。诉发现血糖升高40余年，双下肢浮肿2年。患者40年前体检时，发现糖耐量异常，建议通过饮食运动控制。1989年患者于乳腺癌化疗期间确诊为2型糖尿病，后长期口服药物治疗（具体用药不详）。2003年患者因心肌梗死住院治疗。2013年出现反复双下肢浮肿，确诊为糖尿病肾病。患者乏力倦怠，下肢浮肿，四肢发凉、麻木，小腿易抽筋，活动后胸闷，纳可，食后脘腹胀满，睡眠可，大便干燥难解，夜尿1～2次，舌淡红有裂纹、苔薄白，脉滑。既往有高血压病50年，冠心病20年，高尿酸血症10年，乳腺癌术后27年。

治则： 温阳健脾，活血利水。

处方： 方药桂枝姜附汤合五苓散加减：制附片10克，桂枝15克，干姜10克，生白术15克，猪苓30克，茯苓20克，赤芍15克，川芎10克，牛膝10克，木瓜15克，当归10克，阿胶10克，车前子30克，三七粉3克，延胡索20克，白茅根30克。

用法： 每日1剂，水煎分2次服，21剂。同时继续控制血压、血糖，心脑血管病二级预防治疗。

2015年6月29日二诊时乏力腹胀明显减轻，下肢浮肿较前消退，睡眠、饮食可，二便舌脉同前。予初诊方加虎杖15克，冬瓜皮15克，30剂。2015年8月3日三诊时精神好转，下肢浮肿基本消退，偶有心悸胸闷，睡眠、饮食可，大便1～2日一次，排便畅。糖化血红蛋白7.1%。继续守方守法治疗。

医生解读： 老太太糖尿病40多年，肾不好导致双腿肿、手脚凉麻，还有便秘。中医认为是脾肾阳气不足，水湿和瘀血堵在体内。治疗用补阳气、健脾胃、活血的药，比如桂枝、附子暖身，茯苓、白术排水消肿，加当归润肠通便。第二次调整加了降尿酸的虎杖和冬瓜皮，腿肿减轻。第三次保持药方，水肿基本好了，血糖也稳了。

推荐9种药食同源的天然“降糖药”

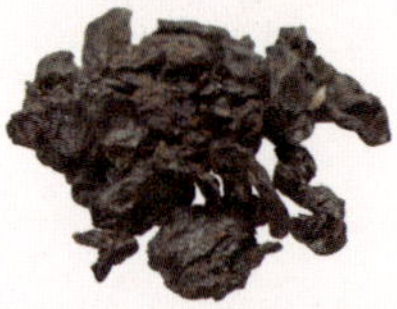

山茱萸

性味归经： 性微温，味酸、涩，入肝、肾经。

养生功效： 补益肝肾，收涩固脱。适用于内热消渴、肝肾亏虚、眩晕耳鸣、腰膝酸软、阳痿等。

用法用量： 煎服，6～12克。

使用禁忌： 素有湿热而致小便淋涩者不宜服用。

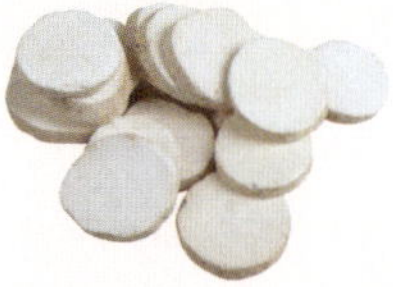

山药

性味归经： 性平，味甘，入脾、肺、肾经。

养生功效： 生津益肺，补肾涩精。适用于内热消渴、肾虚尿频、脾胃虚弱、肺虚喘咳等。

用法用量： 生用或煎汤，15～30克。

使用禁忌： 湿盛中满或有积滞者不宜用。

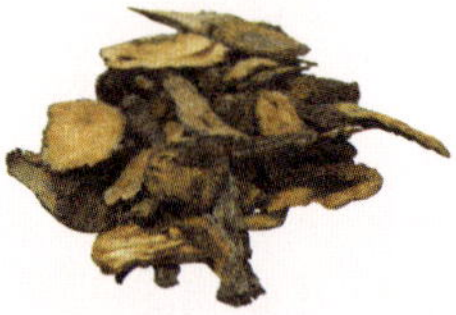

肉苁蓉

性味归经： 性温，味甘、咸，入肾、大肠经。

养生功效： 补肾阳，益精血，润肠通便。适用于肾阳不足、精血亏虚、阳痿不育、腰膝酸软、肠燥便秘等。

用法用量： 煎服，6～10克。

使用禁忌： 阴虚火旺、热结便秘、大便溏泻者不宜服用。

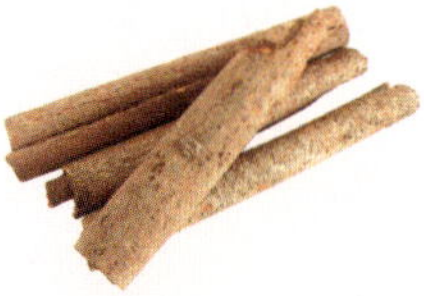

肉桂

性味归经： 性大热，味甘、辛，入肾、脾、心、肝经。

养生功效： 补火助阳，温通经脉。适用于肾阳不足、阳痿宫冷、腰膝冷痛、肾虚作喘、眩晕目赤等。

用法用量： 煎服，1～5克，宜后下或焗服；研末冲服，每次1～2克。

使用禁忌： 阴虚火旺，里有实热，有出血倾向者及孕妇慎用。不宜与赤石脂同用。

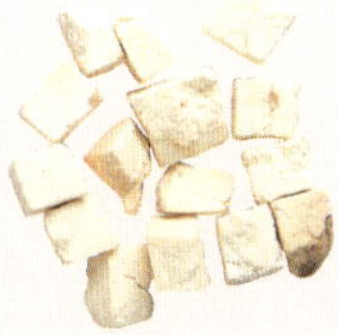

茯苓

性味归经：性平，味甘、淡，入心、肺、脾、肾经。

养生功效：利水渗湿，健脾，宁心安神。适用于脾虚食少、便溏泄泻、心神不安、惊悸失眠、水肿等。

用法用量：煎服，10～15克。

使用禁忌：无明显禁忌人群。

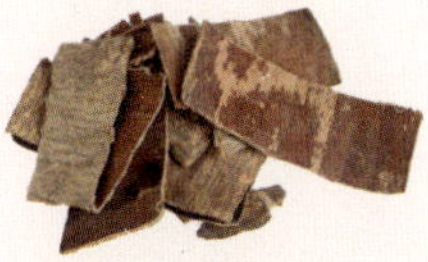

杜仲

性味归经：性温，味甘，入肝、肾经。

养生功效：补肝肾，强筋骨。适用于肝肾不足、腰膝酸痛、筋骨无力、头晕目眩等。

用法用量：煎服，6～10克。

使用禁忌：阴虚火旺者慎用。

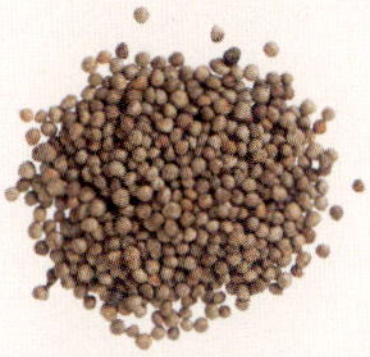

紫苏子

性味归经：性温，味辛，入肺、大肠经。

养生功效：降气化痰，止咳平喘，润肠通便。适用于咳嗽气喘、肠燥便秘等。

用法用量：煎服，3～10克。

使用禁忌：脾虚便溏者慎用。

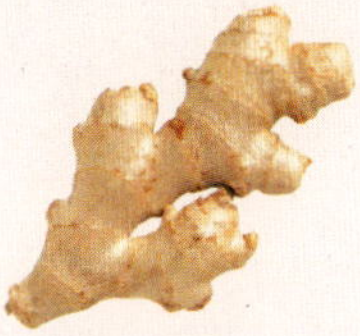

生姜

性味归经：性微温，味辛，入肺、脾、胃经。

养生功效：解表散寒，温中止呕。适用于风寒感冒、脾胃寒证、胃寒呕吐等。

用法用量：煎服，3～10克。

使用禁忌：热盛及阴虚内热者忌服。

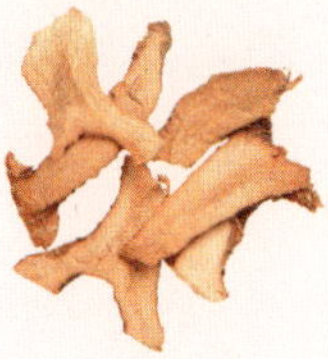

高良姜

性味归经：性热，味辛，入脾、胃经。

养生功效：温中止呕，散寒止痛。适用于胃寒脘腹冷痛、嗳气吞酸、牙痛等。

用法用量：煎服，3～6克。

使用禁忌：阴虚有热者慎服。

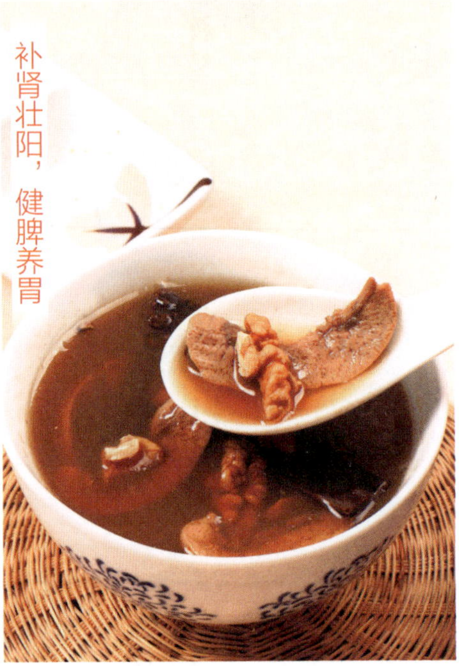

杜仲核桃猪腰汤

材料 猪腰1对，杜仲、核桃仁各30克。

调料 香油5克，盐3克，胡椒粉2克。

做法

1. 猪腰洗净，从中间剖开，去掉脂膜，切成片。
2. 猪腰片和杜仲、核桃仁一起放入砂锅中，加入适量水，大火烧沸，转小火炖煮至熟，用胡椒粉、盐、香油调味即可。

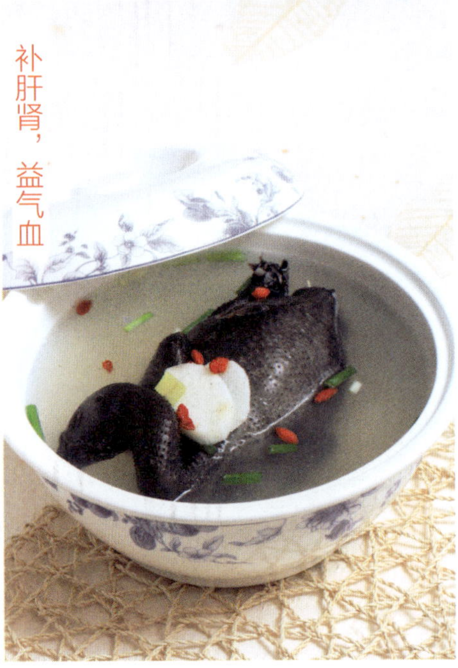

乌鸡山药枸杞汤

材料 净乌鸡1只，山药200克，枸杞子5克。

调料 盐3克，葱段、姜片各适量。

做法

1. 山药去皮洗净，切片；净乌鸡洗净，焯烫后捞出，冲洗干净；枸杞子泡洗干净。
2. 煲锅内加适量清水煮沸，放入乌鸡、姜片、葱段，大火煮沸后改小火煲约1小时，加山药片煮20分钟，加枸杞子续煲10分钟，加盐调味即可。

当归生姜羊肉汤

材料 羊肉200克，当归、姜片各20克。

调料 盐3克，香油5克。

做法

1. 羊肉洗净，切小块，用沸水焯去血水；当归洗净浮尘。
2. 砂锅放入羊肉块、当归、姜片后置火上，倒入没过锅中食材的清水，大火煮开后转小火煮至羊肉烂熟，取出当归和姜片，加盐调味，淋入香油即可。

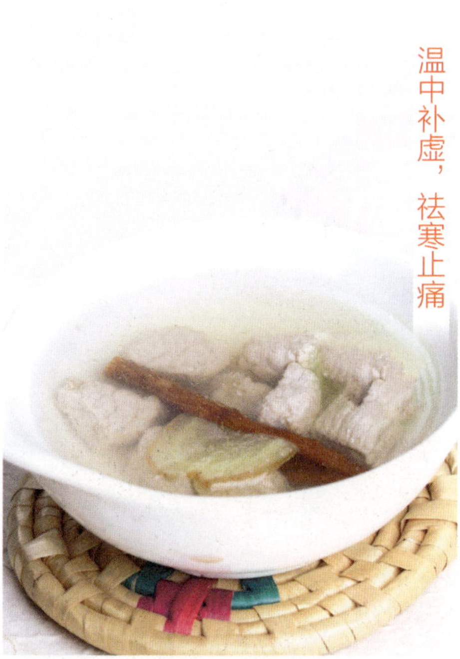

核桃仁炒韭菜

材料 韭菜250克，核桃仁60克。

调料 香油、盐各适量。

做法

1. 韭菜洗净，切成3厘米长的段备用。
2. 核桃仁冲洗干净，沥干。
3. 锅内倒入香油烧热，放入核桃仁炒至色黄，再下入韭菜段一起翻炒，加盐炒匀即可。

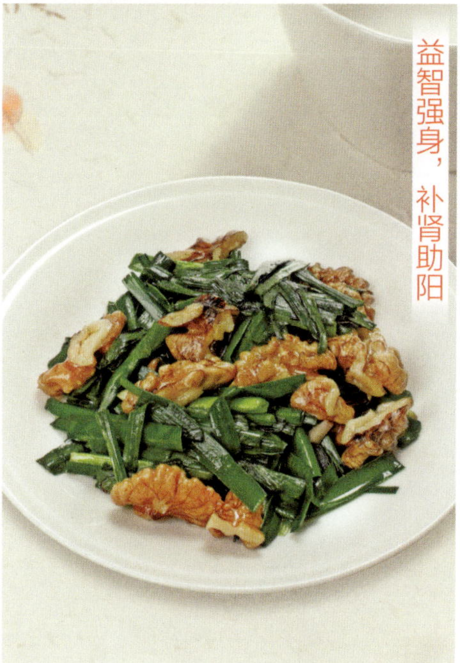

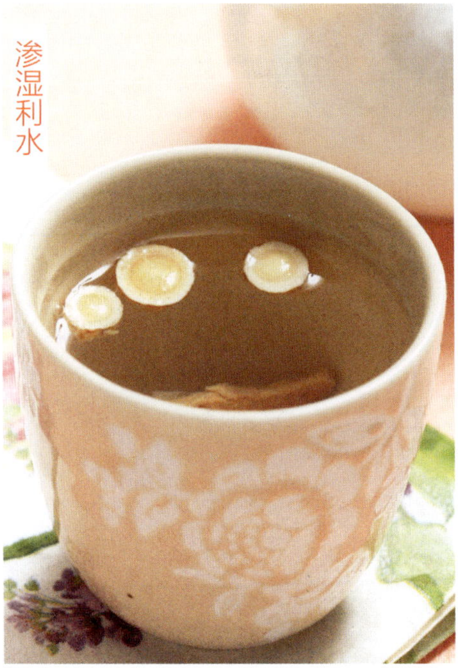

茯苓白术茶

材料 茯苓、黄芪各15克，白术10克。

做法 上述材料一起放入砂锅中，倒入适量清水，大火烧沸，小火煎煮20分钟后，盛出即可。

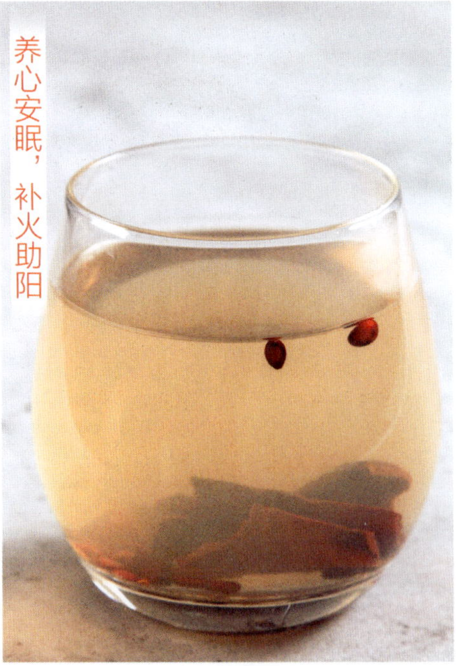

酸枣仁肉桂饮

材料 酸枣仁、肉桂各30克。

做法 酸枣仁及肉桂洗净，放入锅中，加适量清水，煮30分钟即可。

紫苏党参茶

材料 紫苏叶 3 克，紫苏梗、党参各 2 克。

做法 紫苏叶、紫苏梗、党参一起放入杯中，倒入沸水，盖盖闷泡约 5 分钟即可。

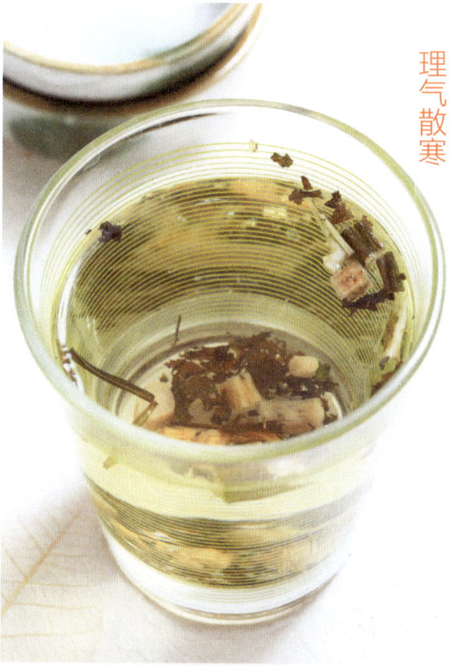

枸杞杜仲茶

材料 枸杞子 5 克，杜仲 8 克。

做法 上述材料一起放入杯中，冲入沸水，盖盖闷泡约 10 分钟即可。

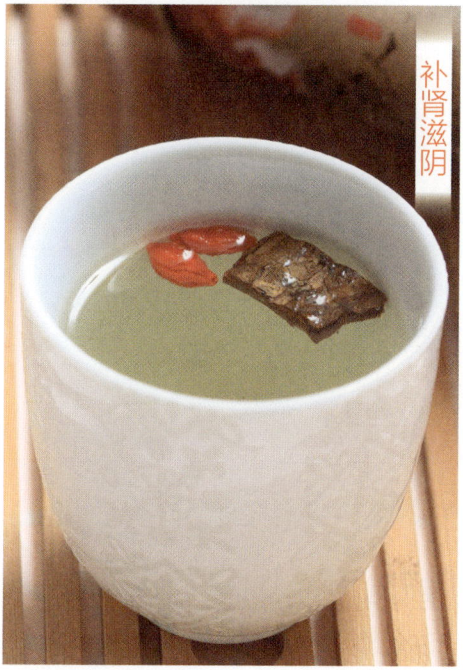

优选中成药

形寒肢冷、腰膝酸软，可用金匮肾气丸

金匮肾气丸原名叫崔氏八味丸。顾名思义，这个由八味中药组成的方子是由一个姓崔的医家发明的。汉代张仲景将此方收录于《金匮要略》一书中。中医认为，肾为水火之脏，有肾阴和肾阳两方面，有肾虚症状会引起阴阳两虚的变化。金匮肾气丸主要是为肾阴阳两虚、偏肾阳虚者而设。

药物组成： 附子、熟地黄、山茱萸、泽泻、桂枝、牡丹皮、山药、茯苓。

功能与主治： 温补肾阳，化气行水。用于肾虚水肿，腰膝酸软，小便不利，畏寒肢冷等。

用法与用量： 口服。一次 20 粒（4 克）~ 25 粒（5 克），一日 2 次。

注意事项： 忌生冷食物；孕妇忌用。

口渴多饮，易饥饿、易疲惫，可用消渴丸

消渴丸是基于古代中医方剂如消渴方和玉泉散，结合西药格列本脲，制成的中西药结合的糖尿病治疗新药。消渴丸有滋肾养阴、益气生津的功效，若糖尿病患者有多饮多尿、头晕乏力、失眠多梦、腰膝酸软无力等阴阳两虚的症状，可用消渴丸调理。

药物组成： 葛根、地黄、黄芪、天花粉、玉米须、南五味子、山药、格列本脲。

功能与主治： 滋肾养阴、益气生津、清热、补脾胃。用于多饮、多尿、多食、消瘦、体倦乏力、睡眠差、腰痛等 2 型糖尿病症状。

用法与用量： 口服，饭前用温开水送服。一次 5~10 丸，一日 2~3 次。

注意事项： 年龄超过 65 岁的糖尿病患者应密切注意，避免低血糖反应。

第六章 糖尿病并发症及特殊人群调理方案

低血糖

心慌、出汗、手抖、头晕，警惕低血糖风险

低血糖刚出现时一般表现为心慌、出汗、手抖、头晕、饥饿感、烦躁等。如不及时处理，血糖继续下降，可能会导致精神及行为改变，如出现多话、答非所问、异常兴奋、幻觉、神志不清、发呆等现象，甚至可能会失去知觉，出现抽搐、昏迷等。

Tips

按揉合谷穴，缓解低血糖症状

合谷，即虎口。位于手背第1、2掌骨间，将一只手的拇指横纹放在另一只手的虎口沿上，屈拇指时指端处即为合谷穴。按揉此穴可调气活血，通达上焦。每侧各按揉1~3分钟。

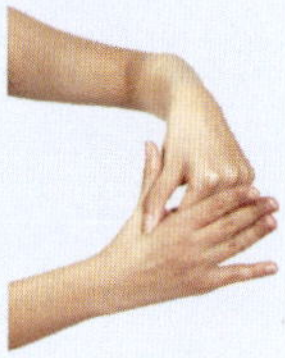

血糖≤3.9毫摩/升时，记住三个“15”原则

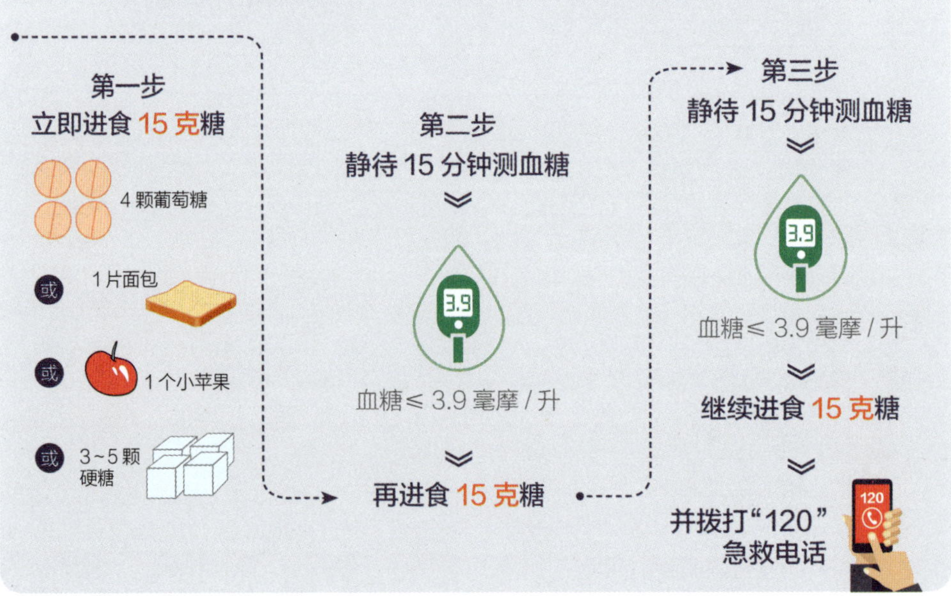

日常推荐黄芪建中汤，健脾胃，使五脏皆有所养

糖尿病患者若经常出现低血糖现象，大多数是中气亏虚、升举无力、精微下陷，气血不能正常输布所致。黄芪建中汤温中补虚，益气升提，适宜气虚里寒证糖尿病患者及糖尿病并发症患者服用。

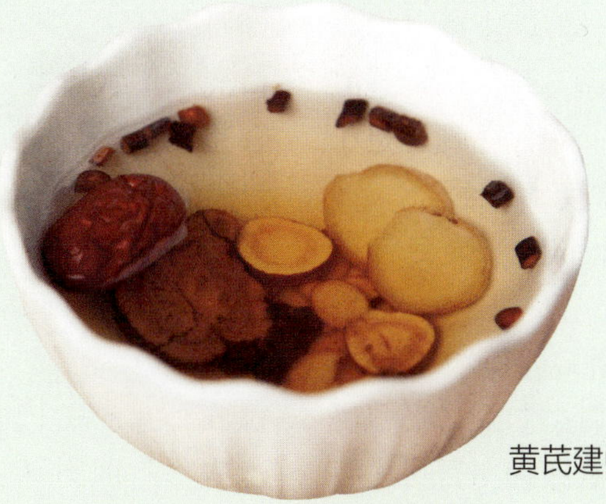

黄芪建中汤

黄芪建中汤为小建中汤加黄芪，为治疗虚劳之症的主方。方子组成：黄芪15克，红枣5枚，白芍15克，桂枝、生姜、甘草各10克，饴糖50克。本方以黄芪、红枣、甘草补脾益气，桂枝、生姜温阳散寒，白芍缓急止痛，重在温养脾胃。适用于气虚里寒证糖尿病患者及糖尿病并发症患者。因糖尿病患者不宜使用饴糖。因此，开处方时并非以原方应用，而将饴糖去除，加入山药等。

出处： 清代《金匮要略·血痹虚劳病脉证并治》。

功效主治： 补虚建中、调和营卫、平衡阴阳。主治腹中拘急疼痛、少气懒言、心悸、面色无华、神疲乏力、咽干口燥等。

用法用量： 上述药材用5杯水煎煮，熬剩2杯，早晚各1杯。

禁忌人群： 阴虚内热证、脾胃湿热证的患者不宜使用。

低血糖危害不可逆，日常预防很关键

胃经位于人体正面，从头到脚的一条线路，拍打胃经有助于健脾和胃，疏通全身经络气血，补虚强体，预防发生低血糖。

拍打方法： 脸部穴位可用食指或中指揉按 1 分钟，其余部位用十指循经拍打，腿部可适当加重。

拍打次数： 每天3次（辰时、饭后1小时、睡前1小时），每次5~10分钟。

拍打方法： 早上5~7点是胃经循行时间，不可拍打。辰时（7~9点），胃经最旺，这段时间吃早餐最容易消化，吸收也最好。

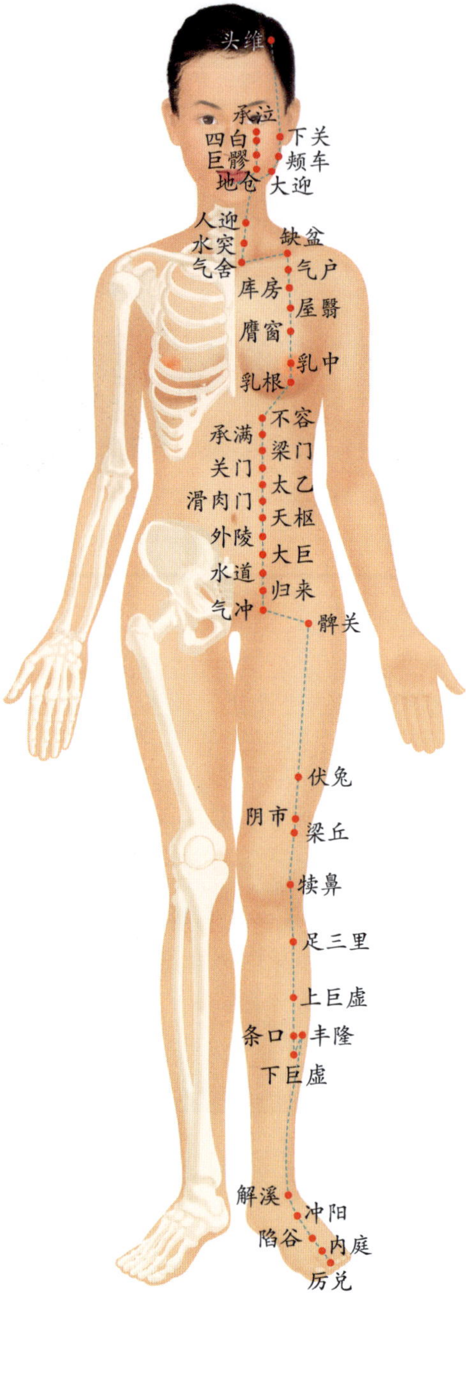

Tips

易出现低血糖的糖尿病患者可从三次正餐中匀出一部分食物作为加餐。加餐时间可放在上午 9 ~ 10 点、下午 3 ~ 4 点及晚上睡前 1 小时。睡前的加餐，可以牛奶、鸡蛋或豆腐等富含蛋白质、对血糖影响较小的食物为主，以防夜间出现低血糖。

三餐食养方

鸡蛋木耳炒肉

材料 猪瘦肉丝150克，鸡蛋2个，水发木耳100克。

调料 葱末、姜末各5克，盐2克，料酒10克。

做法

❶ 鸡蛋洗净，磕入碗内打散，加盐搅拌，炒熟，盛出；水发木耳去蒂，洗净，撕开；猪瘦肉丝加适量料酒、盐腌渍15分钟。

❷ 锅内倒油烧热，爆香葱末、姜末，放入猪瘦肉丝煸炒至断生，加料酒略炒，放入鸡蛋、木耳翻匀，加盐调味即可。

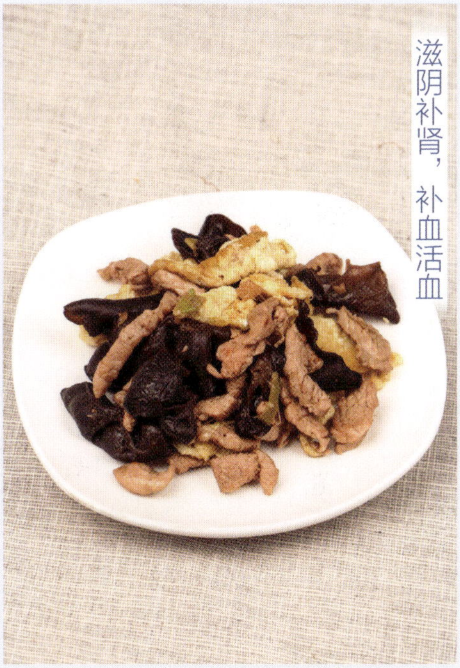

枸杞红枣乌鸡汤

材料 净乌鸡1只，红枣8枚，枸杞子10克。

调料 生姜20克，盐3克。

做法

❶ 净乌鸡洗净；红枣、枸杞子洗净；生姜洗净去皮，拍松。

❷ 将红枣、枸杞子、生姜纳入乌鸡腹中，放入炖盅内，加水适量，大火烧开，改用小火炖至乌鸡肉熟烂后加盐即可。

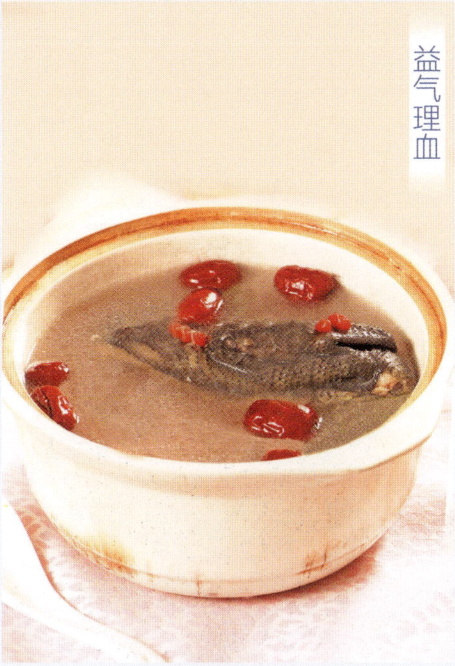

特色茶饮方

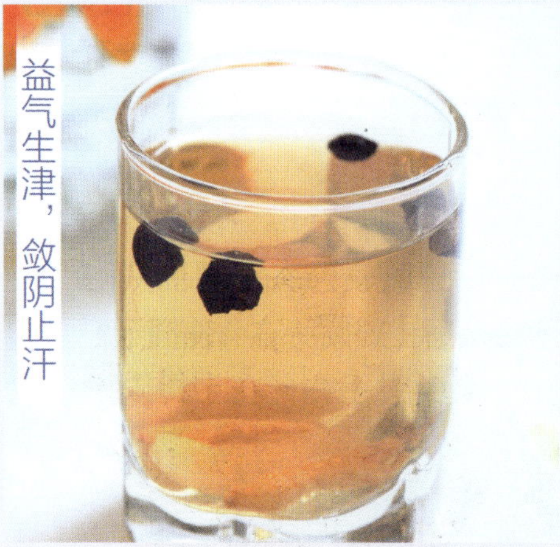

生脉饮

材料 人参、五味子各 10 克，麦冬 15 克。

做法 所有材料加清水大火煮沸，转小火煮约 10 分钟关火，不拘时温服即可。

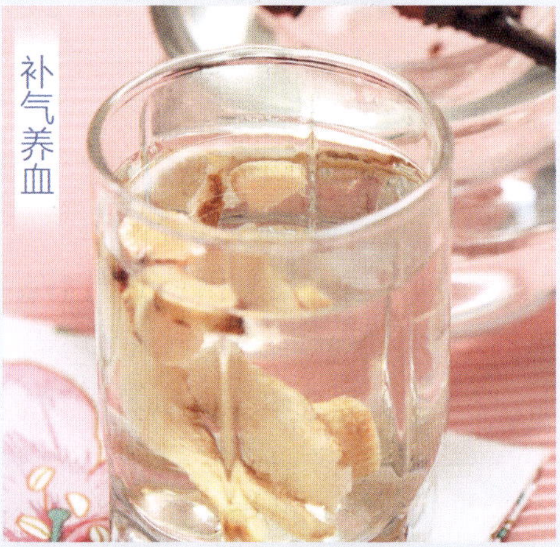

黄芪当归茶

材料 黄芪 30 克，当归 6 片。

做法 黄芪、当归一起放入杯中，冲入沸水，盖盖闷泡约 10 分钟即可。

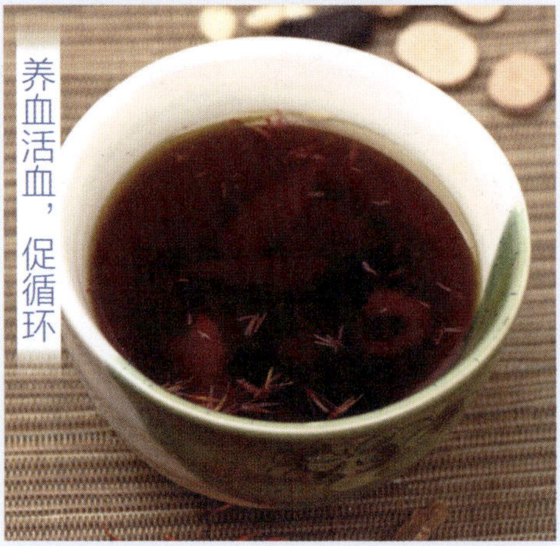

桃红四物汤

材料 熟地黄、当归、白芍各 10 克，川芎、桃仁、红花各 5 克。

做法 上述材料放入砂锅中，加 4 碗水，熬成 1 碗时饮用。

用法 每日 1 剂，早晚 2 次口服。

禁忌 此汤更适宜女性糖尿病患者，且女性需在经期结束之后服用。不用多服，每次连服4～6天即可。

糖尿病高血压

糖尿病和高血压是一对“孪生兄弟”

糖尿病和高血压更像是一对孪生兄弟，高血压患者更容易得糖尿病；反之亦然。糖尿病合并高血压的发生率可达 30%～80%。

糖尿病合并高血压除了可能会合并血脂异常、肥胖外，还会增加其他合并症的发生风险，比如脑卒中、心血管疾病、肾病、视网膜病变等。

脑卒中

血糖高、血液变“黏”，血脂高、血液变“稠”，天气寒冷、睡眠或情绪波动时易发生。

心血管疾病

主要表现为冠状动脉粥样硬化，增加心脏负担，有时心绞痛不明显，要高度警惕。稍有不适，应立即卧床休息，拨打“120”急救电话。

糖尿病肾病

糖尿病合并高血压，会加速糖尿病肾病的发生和发展。

视网膜病变

情绪激动或突然用力造成血压急骤升高时，会引起视网膜出血，导致视力急速下降。

Tips

按揉风池穴，缓解糖尿病性高血压症状

用左右手的食、中两指分别按揉两侧风池穴（颈后枕骨下大筋外侧凹陷处），两手同时按揉，大约 2 分钟。

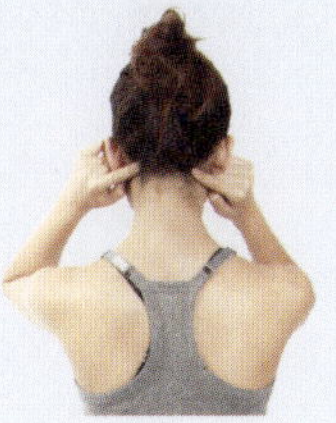

如何判断是否为高血压

《中国高血压防治指南（2024 年修订版）》建议：中青年糖尿病患者血压宜小于 130/80 毫米汞柱，老年患者血压小于 140/90 毫米汞柱。有的老年人有动脉粥样硬化，可以将其收缩压放松要求，只要不超过 160 毫米汞柱即可。

三餐食养方

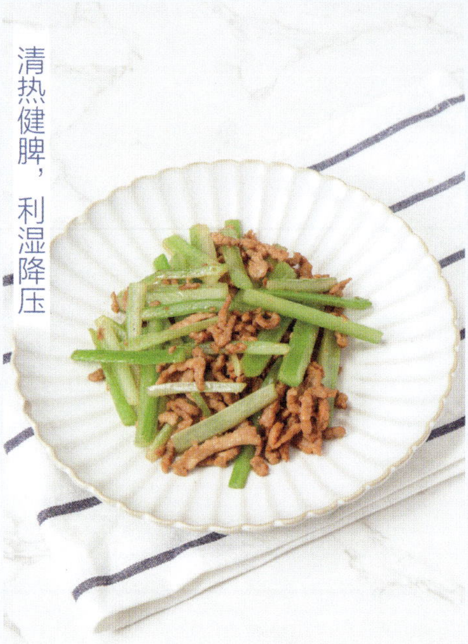

芹菜炒肉丝

材料 芹菜250克，猪瘦肉100克。

调料 盐少许。

做法

❶ 芹菜去叶，洗净，切长段；猪瘦肉洗净，切丝。

❷ 锅热放油，放入肉丝炒至变色，加入芹菜段、盐，炒至芹菜断生即可。

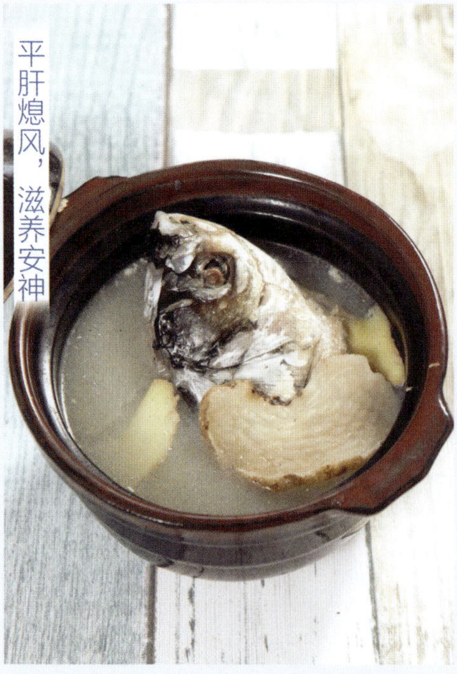

天麻鱼头汤

材料 天麻10克，鲢鱼头1个。

调料 料酒5克，盐4克，姜片少许。

做法

❶ 天麻洗净浮尘；鲢鱼头去鳞除鳃，洗净，沥干水分，从下颌部剖开。

❷ 锅置火上，倒油烧热，放鱼头煎至两面微黄；盛入汤锅中，加入天麻、姜片、料酒和适量清水，煮至鱼头熟透，加盐调味即可。

杂粮饭

材料 大米、糙米、小米、红豆、绿豆各30克。

做法

❶ 大米、小米分别洗净，大米用水浸泡30分钟；糙米洗净，用水浸泡2小时。

❷ 红豆、绿豆混合洗净，清水浸泡5小时。

❸ 将大米、小米、糙米、红豆、绿豆倒入电饭锅中，加适量水，摁下煮饭键，至电饭锅提示米饭煮好即可。

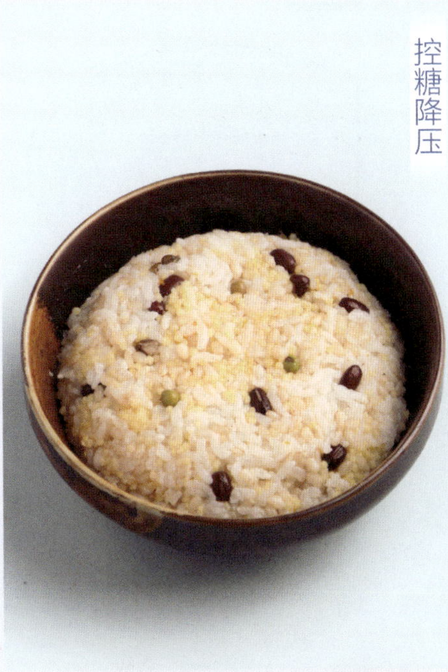

醋泡黑豆

材料 黑豆150克，醋适量。

做法

❶ 黑豆洗净，沥干水，晾干，放入炒锅中用中火干炒，待皮都爆开后，转小火再炒5分钟，盛出，放在通风处凉凉。

❷ 把黑豆放入有盖子的干净容器内，倒入醋，以没过豆子为宜，待黑豆把醋吸收后即可。

用法 醋泡黑豆，每天宜吃10粒左右，可加入米饭中或打碎放入茶中。

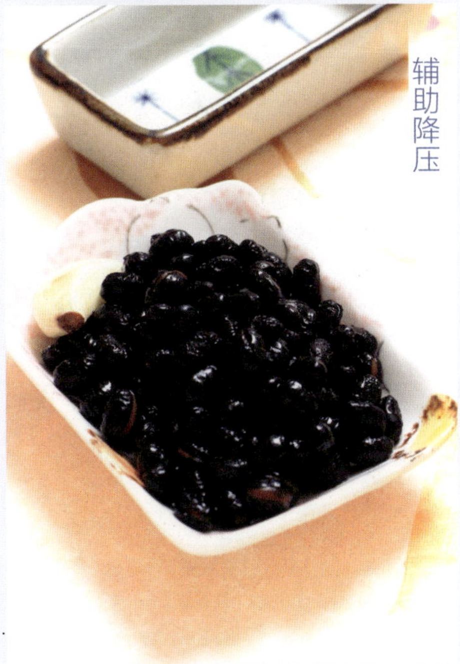

特色茶饮方

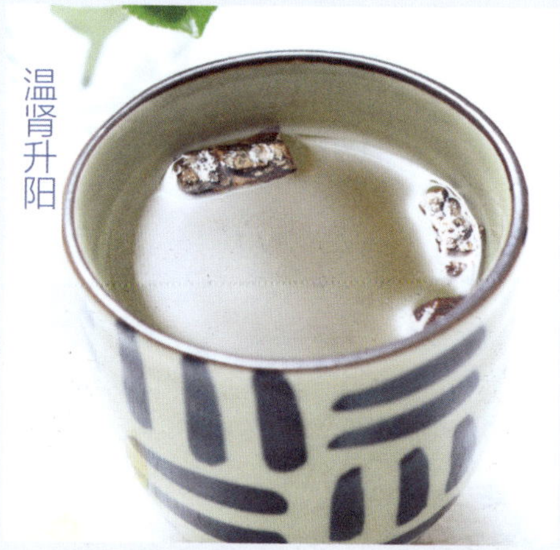

杜仲茶

材料 杜仲 15 克，金樱子 10 克。

做法 杜仲、金樱子一起放入杯中，冲入沸水，盖盖闷泡约 8 分钟即可。

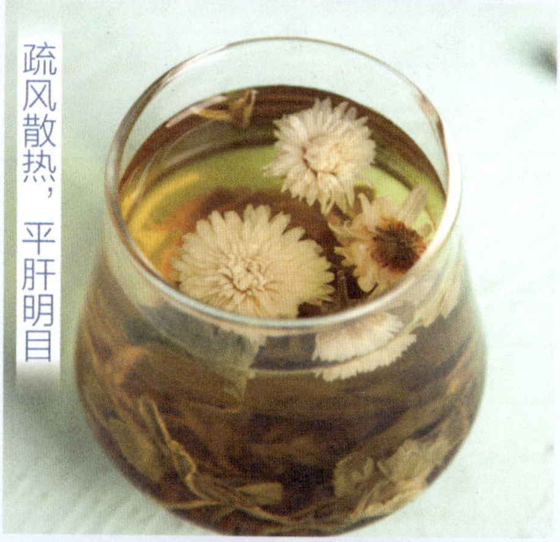

菊花绿茶饮

材料 菊花 5 克，决明子、绿茶各 10 克。

做法 将上述材料放入杯中，用沸水冲泡，盖盖闷泡5～10分钟即可。

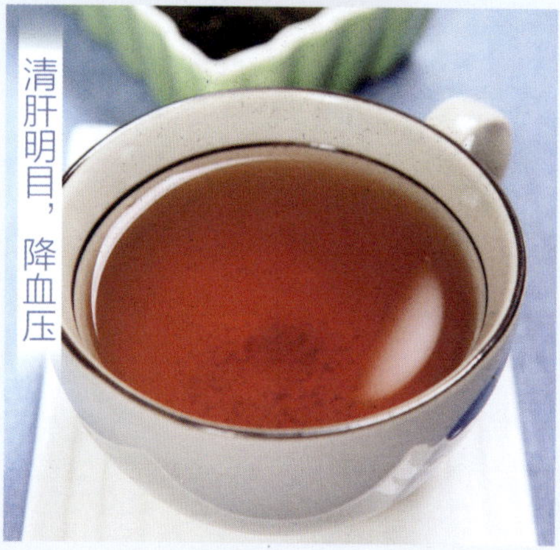

海带决明饮

材料 海带 30 克，决明子 15 克。

做法 海带和决明子用清水洗净，放入砂锅中，加水煎汤，滤汤饮用即可。

糖尿病眼病

早期判断视网膜病变，避免忽视疾病前期的改变

糖尿病眼病早期阶段症状甚微，患者很难发现。因此，当出现下列症状时，应尽快到眼科就诊。

- ☑ 视物有闪光感。
- ☑ 眼前有发黑的物体漂浮，如小球、蝌蚪或蜘蛛网。
- ☑ 看东西出现重影。
- ☑ 视物不清，如隔云烟。
- ☑ 视野变小，即眼睛能看到的范围较以前明显缩小。
- ☑ 上睑下垂、眼球运动障碍。
- ☑ 视力减退，特别是夜间视力下降明显，或近视程度加重。

Tips

按揉鱼腰穴，缓解眼睛干涩模糊

鱼腰穴位于额部，瞳孔直上眉毛中央，左右各一。按摩此穴可以镇惊安神、疏风通络。用食指指腹按揉鱼腰穴，每次1~3分钟，每天可以多次按摩。

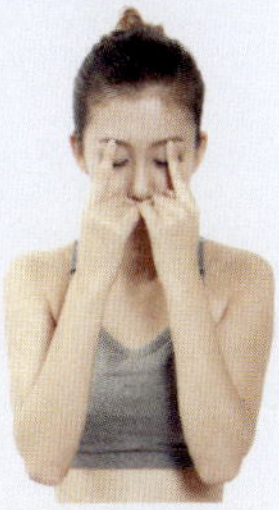

注意补充维生素 A、叶黄素和花青素

1. 补充富含维生素 A 或 β-胡萝卜素等的食物，如鸡肝、胡萝卜、芒果、菠菜、苋菜、玉米等，并减少用眼。

2. 多吃叶黄素丰富的食物，如菠菜、西蓝花、芥蓝、羽衣甘蓝等新鲜绿色蔬菜和柑橘类水果。

3. 适当摄入富含花青素的食物，如蓝莓、葡萄、红紫苏、茄子等，帮助缓解眼睛疲劳。

杞菊地黄丸，缓解眼睛疲劳、视物模糊

糖尿病患者如果长期血糖控制不好，在肾阴虚的基础上，连累肝而导致肝阴虚，出现视物模糊、眼睛干涩等。这时，应适当补肝阴、清肝热，杞菊地黄丸就是护眼良药。其中的菊花、枸杞子等对缓解眼睛疲劳、视物模糊很有好处。

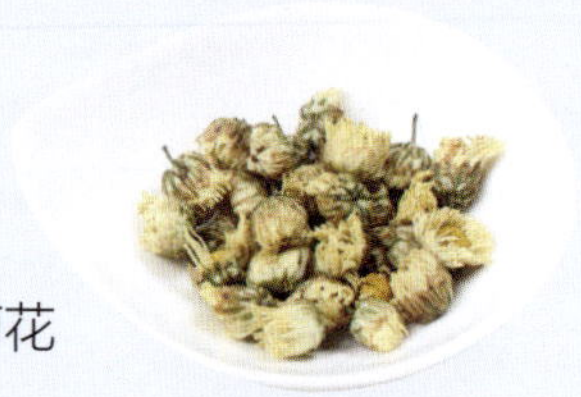

菊花

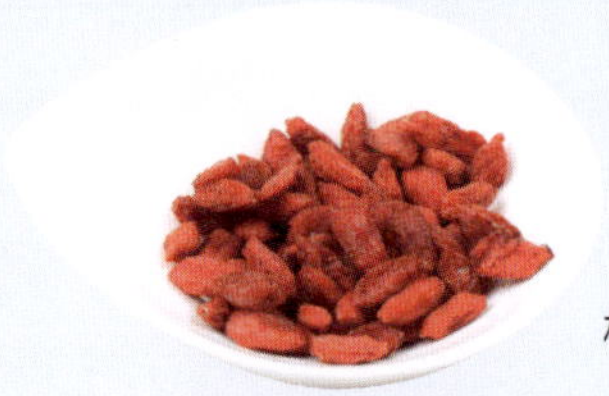

枸杞子

杞菊地黄丸是由六味地黄丸原方六味加枸杞子、菊花而成（常用量为：熟地黄24克，山茱萸12克，山药12克，茯苓9克，泽泻9克，牡丹皮9克，枸杞子12克，菊花9克），滋肾养肝。用于肝肾阴亏，眩晕耳鸣，畏光，迎风流泪，视物昏花。

出处： 清代《医级》。

功效主治： 滋补肝肾，益精明目，主治肝肾两虚。症见头晕目眩、视物昏暗、两目干涩、腰膝酸软等。

药物性状： 本品为黑褐色大蜜丸。

用法用量： 口服。一次1丸，一日2次。

服用禁忌： 忌不易消化的食物。

禁忌人群： 感冒发热患者慎用。

三餐食养方

豆腐丝拌胡萝卜

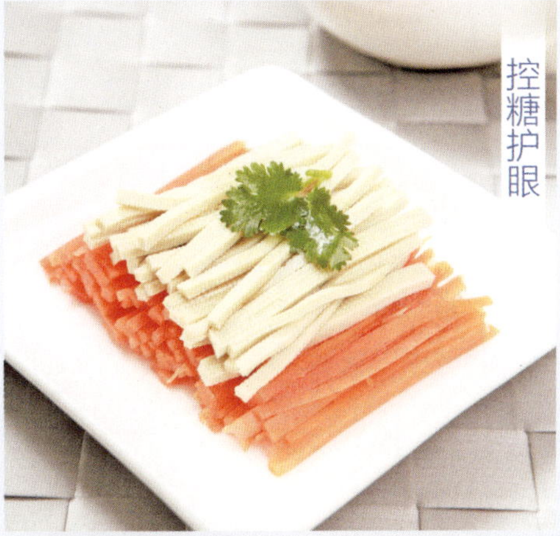

材料 胡萝卜200克，豆腐丝100克。

调料 盐3克，香菜适量，香油2克。

做法

❶ 豆腐丝洗净，切成短段，放入沸水中焯透；胡萝卜洗净，切成细丝，放入沸水中焯一下。

❷ 将胡萝卜丝、豆腐丝放入盘内，加盐、香菜和香油拌匀即可。

蒜泥茄子

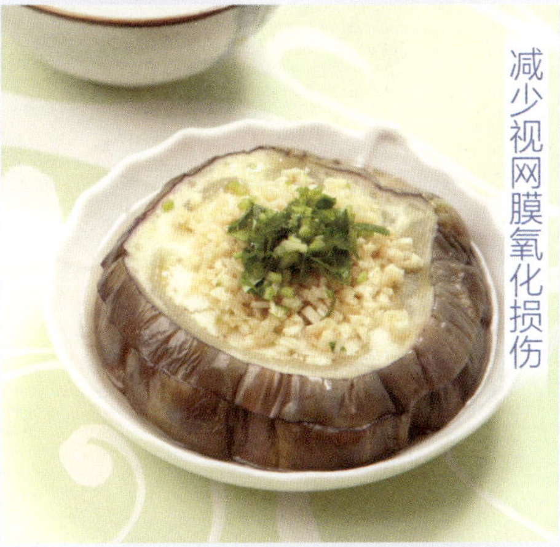

材料 茄子300克，大蒜35克。

调料 盐2克，醋5克，香油适量。

做法

❶ 茄子洗净，切大片；大蒜去皮，切末。

❷ 茄子片蒸20分钟，取出，凉凉。

❸ 将蒜末放茄子上，加盐、醋调匀，滴上香油即可。

菠菜猪肝汤

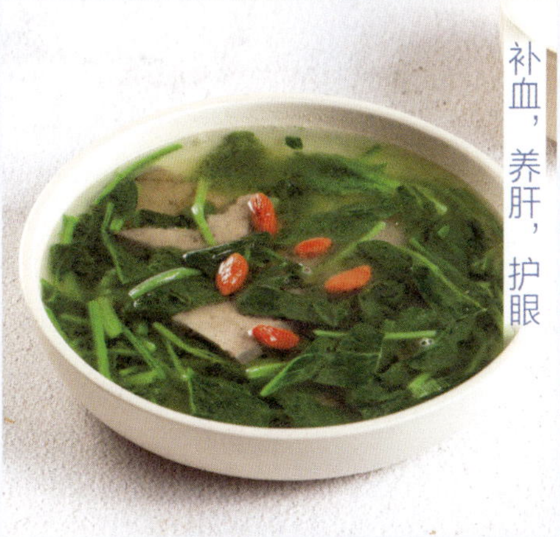

材料 猪肝片40克，菠菜段100克，枸杞子5克。

调料 盐、葱花、姜片各适量。

做法

❶ 猪肝片洗净，加姜片、油、盐腌20分钟；菠菜段焯烫后捞出。

❷ 锅内倒油烧热，炒香葱花，放猪肝片炒至变色，加入适量开水、枸杞子煮开，加菠菜段煮软即可。

特色茶饮方

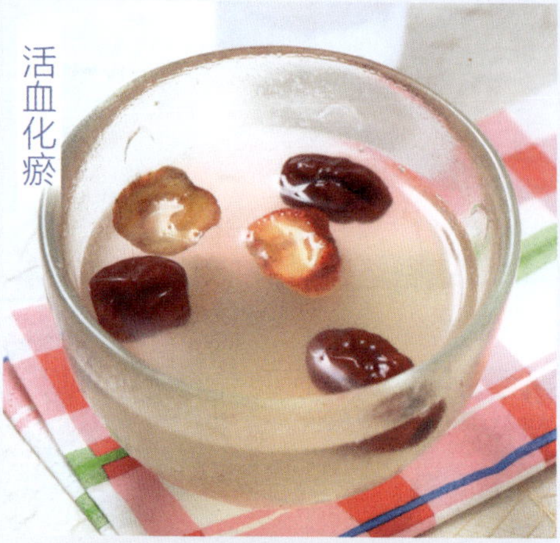

红枣山楂三七茶

材料 红枣3枚，山楂片15克，三七粉3克。

做法 红枣、山楂片放入砂锅中，加入适量清水，煎煮约15分钟，加入三七粉拌匀，待茶汤温热即可。

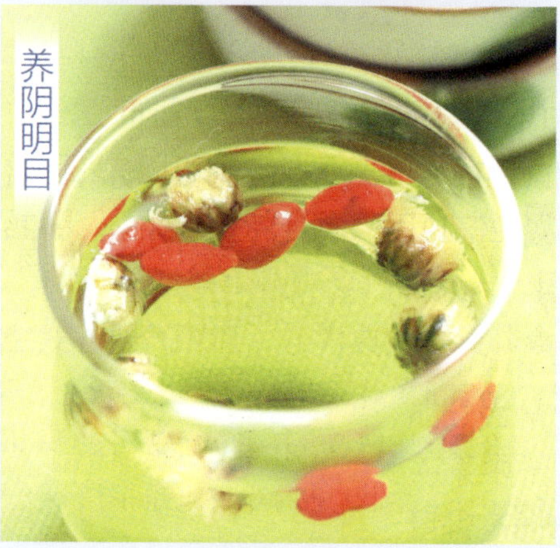

菊花枸杞茶

材料 菊花3克，枸杞子5克。

做法 菊花、枸杞子一起放入杯中，倒入沸水，盖盖闷泡5分钟左右即可。

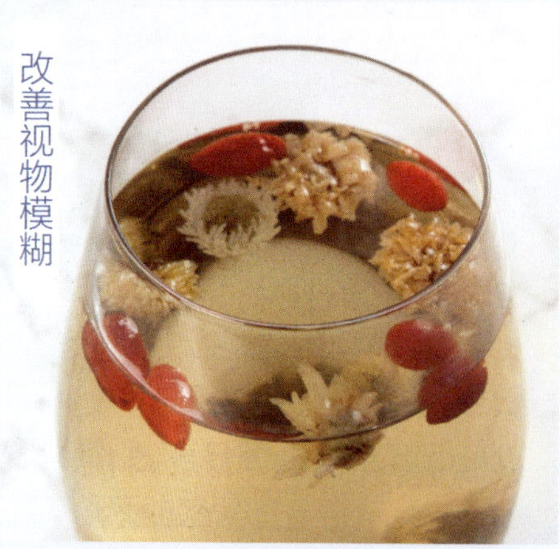

枸杞决明子茶

材料 枸杞子、菊花、决明子各3克。

做法 取枸杞子、菊花、决明子放入杯中，加沸水冲泡10分钟左右即可。

糖尿病肾病

坚持优质低蛋白饮食，减轻肾脏负担

高蛋白饮食会加重肾脏负担，导致糖尿病肾病患者蛋白尿增加及肾功能恶化，宜采取限量保质的原则。

蛋白质的量

1. 糖尿病肾病患者在慢性肾病处于Ⅰ～Ⅲ期时，建议每日摄入 0.75 克/千克标准体重的蛋白质，即一个体重 60 千克的糖尿病肾病患者，初期时每日蛋白质摄入量不宜超过 45 克。

2. 慢性肾病Ⅳ、Ⅴ期（未透析）患者，每日摄入 0.6 克/千克标准体重的蛋白质。

3. 终末期肾病或已开始透析的患者蛋白质限制应更加严格，建议在医生指导下适当增加蛋白质摄入量。

蛋白质的质

为了保证人体营养需要，蛋白质相对量的减少自然对质的要求更高，蛋白质来源应以优质动物蛋白为主。另外，在选用富含动物蛋白食物时，要注意其脂肪的含量。选择蛋白质食物应尽可能地选择低脂肪肉类，如牛瘦肉、猪瘦肉、淡水鱼、海产品和去皮禽肉。减少食用绿豆等豆类植物蛋白，因其利用率低，反而会增加肾脏负担。必要时也可在医生指导下补充复方 α-酮酸片。

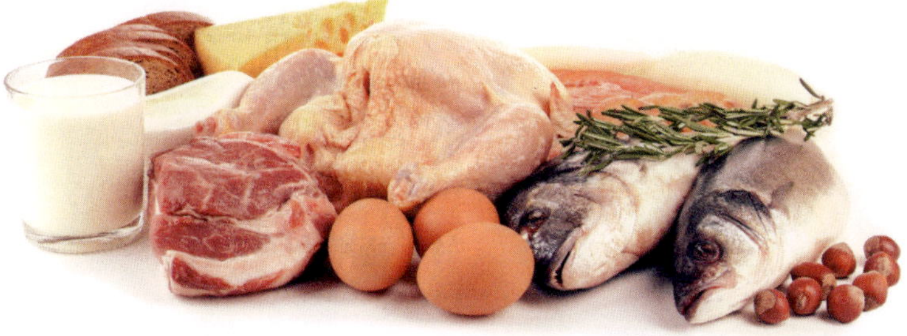

以 30 ~ 35 千卡 / 千克体重摄入热量，肥胖者可略少

尽管糖尿病肾病患者会从尿中丢失大量蛋白，但高蛋白饮食会增加肾小球滤过强度，加快肾脏病变恶性发展。因此，在低蛋白饮食时一定要保证足够热量，须达 30～35 千卡 / 千克体重。不过肥胖者应略少，以逐渐减轻体重至正常，以免出现营养不良。

钾的摄入量低于 1500 毫克 / 日

因为糖尿病肾病患者极易出现酸中毒和高钾血症，一旦出现，将诱发心律失常和肝昏迷。因此，每日钾的摄入量应低于 1500 毫克。像油菜、菠菜、韭菜、番茄、海带、香蕉和桃子等含钾高的食物，应适当限制。但这并不意味着绝对不能吃（含钾高的绿叶蔬菜可先用开水焯一下），而是应该在限钾范围内有选择地吃，同时避免食用浓缩果汁、肉汁；像瓜果类蔬菜（南瓜、葫芦、冬瓜）、苹果、梨等含钾量都比较低，可以适量食用。

肾功能不全者，摄盐量降至 2 克 / 日

肾病发展到一定阶段常出现高血压，表现为水肿或尿量减少，限制食盐可以有效延缓并发症的进展。所以，糖尿病伴有肾功能不全者摄盐量应降至 2 克 / 日，还要注意不食腌制品。

栝楼瞿麦丸，缓解水肿、口渴多饮

糖尿病肾病又称糖尿病性肾小球硬化症，是糖尿病特有的严重微血管并发症，也是糖尿病患者死亡的主要原因之一。糖尿病患者一旦发生肾脏损害，出现持续性蛋白尿，则肾功能持续性减退直至终末期肾功能衰竭。

糖尿病肾病是糖尿病晚期合并症，中医无糖尿病肾病病名，但有其记载，即由消渴病日久而成，常表现为水肿、小便不利、口渴多饮、乏力、腰痛甚至虚劳等。这些症状正是栝楼瞿麦丸的主治症候。

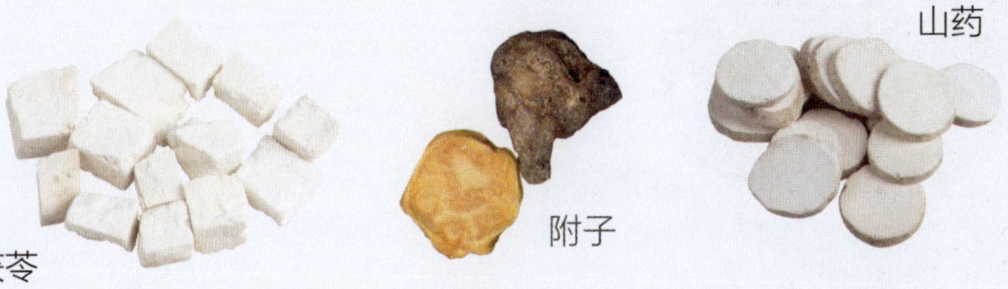

栝楼瞿麦丸除热生津，症对糖尿病肾病的下焦阳虚、上焦有热。方子组成：栝楼根60克，茯苓、山药各90克，附子9～15克（先煎），瞿麦30克。方中栝楼、山药生津润燥，以治其渴；茯苓、瞿麦渗泄行水，以利小便；炮附子温阳化气，使津液上蒸，水气下行。因此，栝楼瞿麦丸可消水肿、除口渴、利小便。

出处： 东汉张仲景《金匮要略》。

功效主治： 温阳益肾，清热生津，主治消渴而又有小便不利的上燥下寒证。症见水肿、乏力、腰痛、虚劳等。

用法用量： 每服 3 丸，饮送下，一日 3 次；如果没有效果，增至七八丸。以小便利、腹中温为起效。

服用禁忌： 忌寒凉、油腻等食物。

禁忌人群： 痰热内盛、阴虚之淋证忌用。

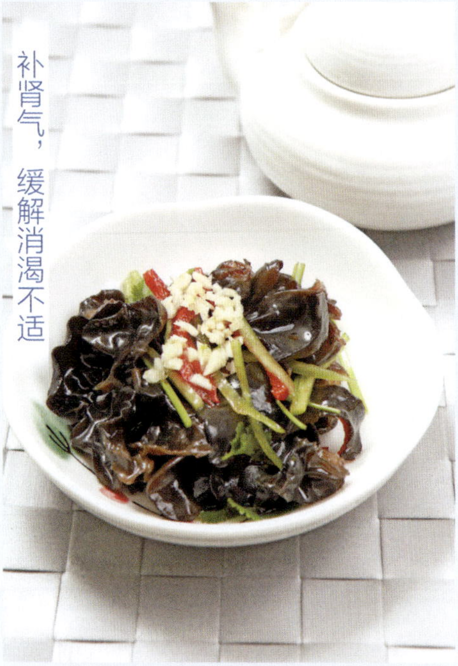

凉拌木耳

材料 水发木耳200克，柿子椒、红彩椒各30克。

调料 葱末、蒜末、盐各3克，生抽、醋各5克，香菜段、香油各少许。

做法

❶ 水发木耳择洗干净，撕成小朵，沸水焯熟，捞出；柿子椒、红彩椒洗净，去蒂及子，切丝。

❷ 将木耳、柿子椒丝、红彩椒丝和葱末、蒜末、盐、生抽、醋拌匀，撒上香菜段，淋上香油即可。

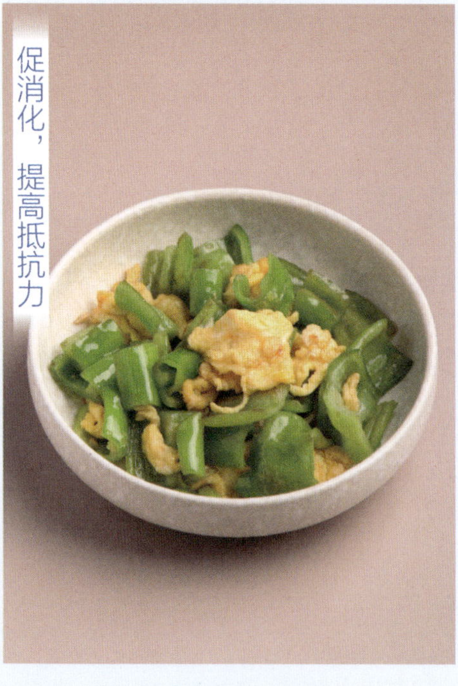

柿子椒炒鸡蛋

材料 柿子椒150克，鸡蛋2个。

调料 葱段、蒜末、盐各4克，香油少许。

做法

❶ 鸡蛋打成蛋液，加少许盐，炒熟；柿子椒洗净，去蒂及子，切块。

❷ 锅内倒油烧热，将蒜末爆香，下柿子椒块，加盐翻炒至七成熟，倒入鸡蛋，点香油调味，撒上葱段翻炒均匀即可。

海参烩菜花

材料 水发海参150克，菜花300克。

调料 蒜末适量，盐3克。

做法

1. 菜花洗净，掰成小朵，焯水备用；水发海参洗净，切块。
2. 锅里倒油烧热，爆香蒜末，倒入海参块拌炒，放入菜花，放入盐以及适量水煮熟即可。

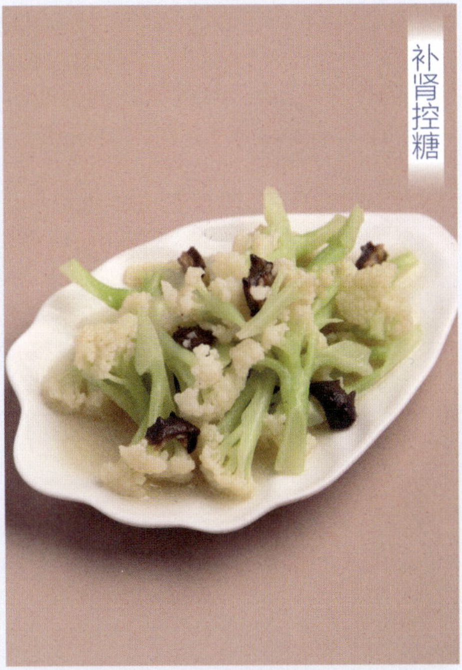

牡蛎炒鸡蛋

材料 牡蛎肉50克，鸡蛋2个，胡萝卜70克，柿子椒50克。

调料 盐3克，葱花、姜片各5克，料酒适量。

做法

1. 牡蛎肉用盐水浸泡；柿子椒、胡萝卜洗净，切片备用。
2. 锅中加水煮开，放入牡蛎肉煮1分钟，捞起；锅里倒油烧热，鸡蛋打散，炒熟，盛出。
3. 用锅中余油大火爆香葱花、姜片，下入胡萝卜片和柿子椒片，倒入鸡蛋和牡蛎肉同炒，烹入料酒和水，加盐调味，继续翻炒一会儿即可。

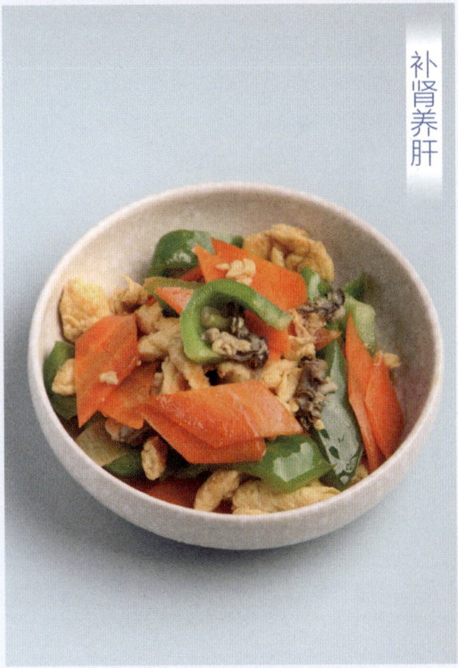

特色茶饮方

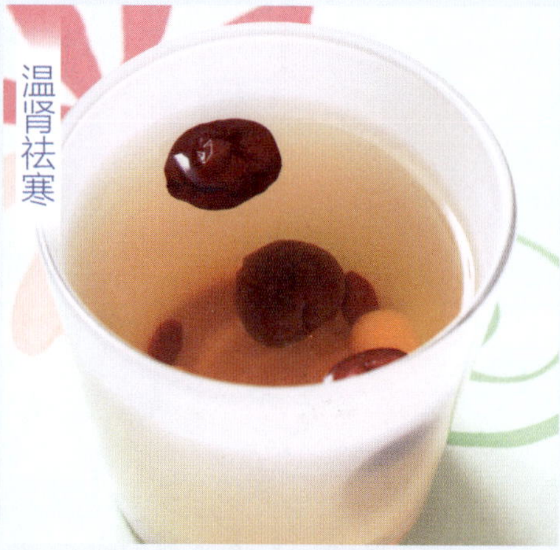

桂圆茶

材料 桂圆肉干 10 克，红枣 2 枚，枸杞子 3 粒，莲子 10 颗。

做法 将桂圆肉、红枣、枸杞子、莲子一起放入锅中，倒适量清水，大火烧沸，小火煎煮至莲子软烂，待茶汤温热时即可。

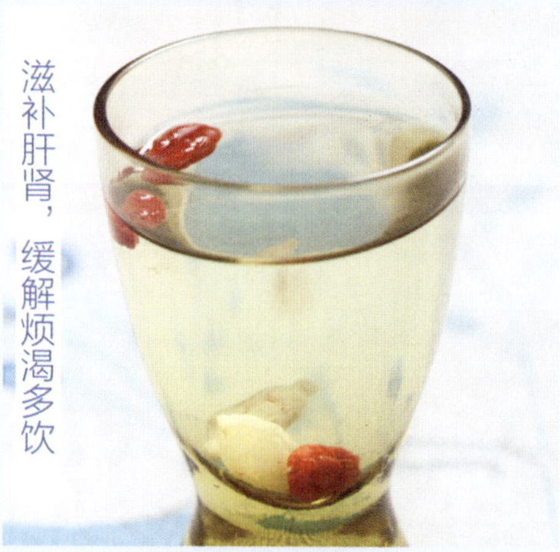

枸杞麦冬茶

材料 枸杞子 6 克，麦冬 3 克。

做法 枸杞子、麦冬一起放入杯中，倒入沸水，盖盖闷泡约 10 分钟即可。

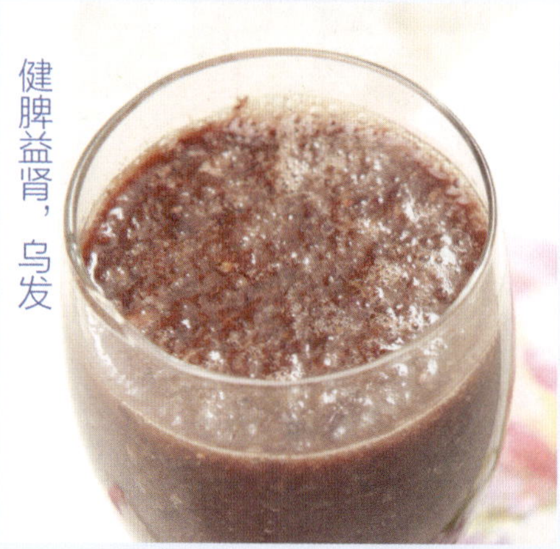

桑葚乌梅汁

材料 桑葚 100 克，乌梅 50 克。

做法

1. 桑葚洗净，切碎；乌梅洗净，去核，切碎。
2. 将上述食材一同放入榨汁机中，加入适量凉白开搅打成汁后倒入杯中即可。

糖尿病足

糖尿病足有什么表现

糖尿病足，是指糖尿病患者长期处于高血糖水平而引起足部神经、血管发生病变，导致供血不足，使正常功能减退，表现为足部破溃，且常伴有感染。症状因病程和病变的严重程度不同而不同。

轻度：表现为皮肤瘙痒、干燥、无汗、色素沉着、皮肤表面溃疡，脚部微痛、感觉迟钝， 间歇性跛行，关节变形。

中度：出现较深的溃疡合并感染。

重度：累及骨头，造成骨折，甚至是足部的坏死。

每天检查双脚

每天检查双脚，能及早发现破损、出血现象，从而及时采取措施。检查时，一定要检查每只脚的所有部位，尤其是脚趾与脚趾之间，因为水肿和感染容易在脚趾间的部位开始出现。如果患者弯腰有困难，可请他人帮助检查。

足部护理的 3 个关键点

1. 选择合适的鞋袜

• 鞋头宽大、不挤脚、透气性好、能够系带的平跟厚底鞋是比较合适的。

• 买鞋的时间宜在下午或傍晚，下午的脚通常会比上午稍肿大，更容易选到舒适的鞋子。

• 选择吸水性好、柔软、透气性好的棉袜或纯羊毛袜。袜颈要松一点，以免挤压腿部。不要穿过膝袜。袜子应每天换洗，保持清洁、干燥。

2. 泡脚方法要得当

• 水温应≤ 40℃，不宜太冷或太热，洗脚前用手或温度计测水温。

• 泡脚的时间不宜过长，以10～15分钟为宜。

3. 修剪趾甲要正确

- 勤剪趾甲，选择专用工具，尽量做到专人专用。
- 剪趾甲时要平直地修剪，但不要剪得太短，趾甲修剪后应与趾尖平行。可用甲锉将趾甲尖锐的角边缘锉光滑。

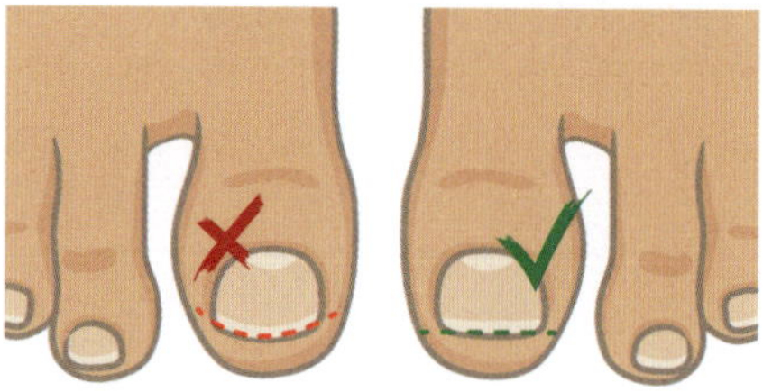

四妙勇安汤，糖足用之毒血清

糖尿病足是糖尿病患者长期处于高血糖水平引起的足部神经、血管发生病变，导致供血不足，使正常功能减退，表现为足部破溃，且常伴有感染。

而四妙勇安汤最早在《华佗神医秘传》中用于“发于手指或足趾之端，先痒而后痛，甲现黑色，久则溃败，节节脱落”，与糖尿病足渊源极深。

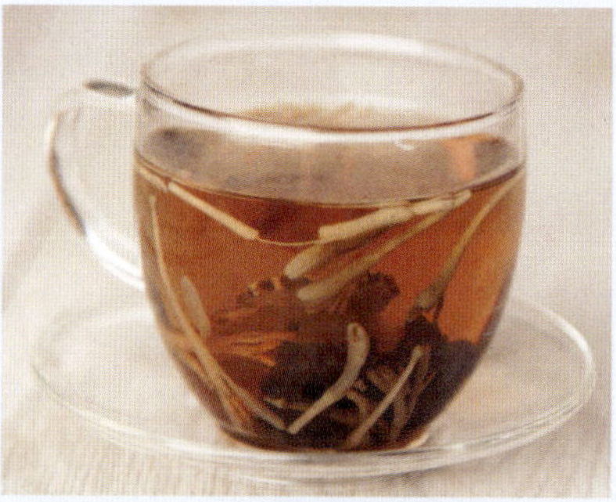

四妙勇安汤适用于热毒较甚而有阴血耗伤之脱疽，尤其适用于糖尿病病足，效果甚好。方子组成：金银花60～90克，玄参60～90克，当归30～60克，甘草15～30克。药虽四味，但量大力专，共奏清热解毒、活血止痛之功。

出处：清代鲍相璈《验方新编》。

功效主治：清热解毒、活血养血、通络止痛，多用于糖尿病足及合并丹毒。

用法用量：水煎服。

服用禁忌：不宜久服或过量服用。

禁忌人群：体弱者慎用，非火盛者不宜使用。

二妙散，缓解足膝红肿疼痛

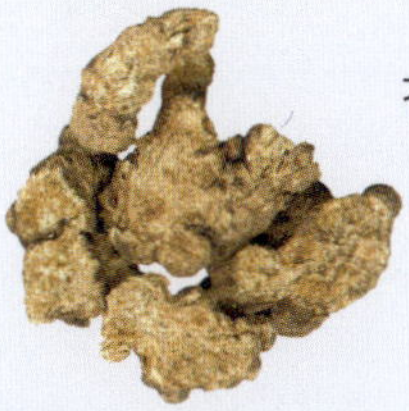

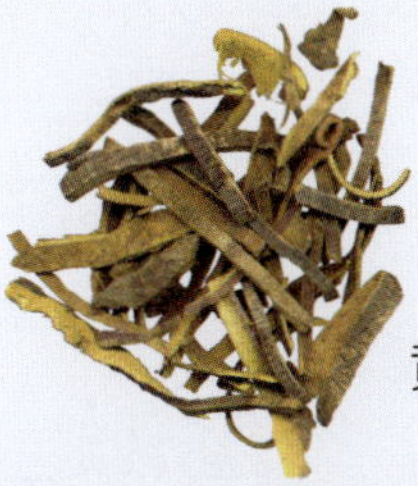

二妙散清热、利湿、敛疮，临床上一般用于糖尿病足。方子组成：苍术10克，黄柏15克。苍术性温味苦辛，燥湿健脾；黄柏苦寒，可清热燥湿。二者结合，用苦寒而不伤胃。

出处：元代朱震亨《丹溪心法》。

功效主治：清热燥湿。主治糖尿病足、糖尿病合并湿疹、下肢疮疡等湿热下注者。症见筋骨疼痛，或两足痿软，或足膝红肿疼痛，或湿热带下，或下部湿疮、湿疹，小便短赤，舌苔黄腻。

用法用量：为散剂，各等分，每次3~5克；或为丸剂，一次6~9克；作汤剂，水煎服。一日2次。

服用禁忌：忌烟酒及辛辣、油腻、腥发食物。

禁忌人群：孕妇慎用。

Tips

促进足部血液循环

为促进足部血液循环，每天可进行适度的小腿和足部活动，如踮脚跟、步行等，每日15~30分钟，并经常按摩足部。足部按摩时，动作要轻柔，从趾尖开始向上按摩，直至膝关节。早、晚各1次，每次15分钟，至局部发热为止。

三餐食养方

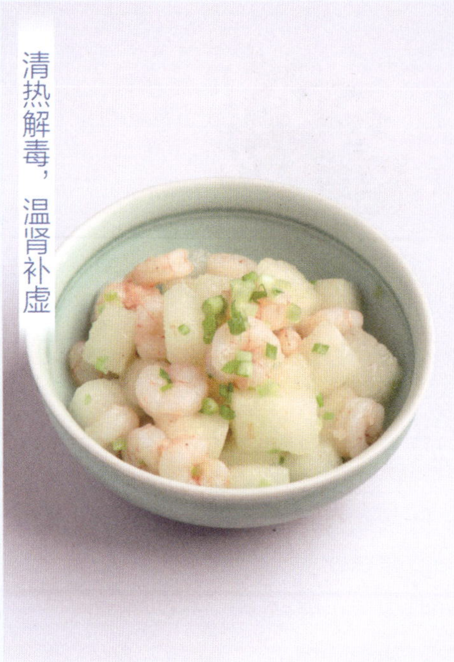

冬瓜烩虾仁

材料 虾仁 50 克，冬瓜 350 克。

调料 葱花、花椒粉各适量，盐 2 克。

做法

❶ 虾仁洗净；冬瓜去皮除子，洗净，切块。

❷ 锅内倒油烧热，放入冬瓜块、虾仁和适量水烩熟，放盐、花椒粉调味，撒葱花即可。

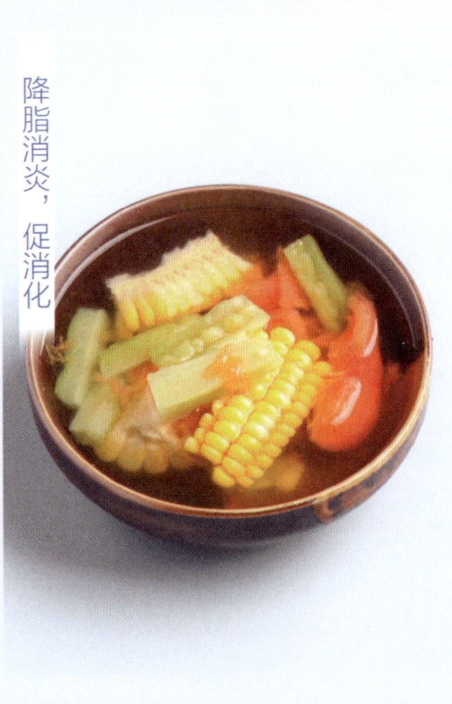

苦瓜番茄玉米汤

材料 苦瓜、番茄各 100 克，玉米半根（100 克）。

调料 盐 2 克，香油少许。

做法

❶ 苦瓜洗净，去瓤，切段；番茄洗净，切大片；玉米洗净，切小段。

❷ 将玉米段、苦瓜段放入锅中，加适量水没过材料，大火煮沸后改小火炖 10 分钟，加入番茄片继续炖，待玉米段完全煮软后，加盐、香油调味即可。

特色茶饮方

薏荷茶

材料 炒薏米 10 克，荷叶 5 克，干山楂 4 片。

做法 将炒薏米、荷叶、干山楂一起放入杯中，冲入沸水，盖盖闷泡约 8 分钟即可。

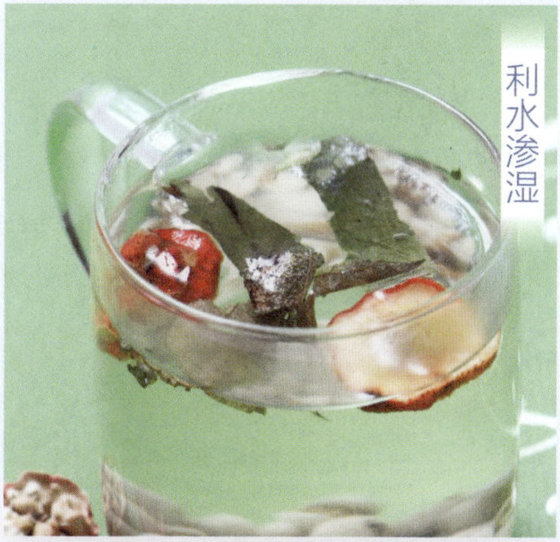

健脾除湿汤

材料 生薏米、生扁豆各 20 克，山药、大豆黄卷各 15 克，芡实 40 克，萆薢、黄柏、白术各 10 克，枳壳 6 克。

做法 将上述材料洗净，放入锅中，水煎 40 分钟，早晚各 1 剂。

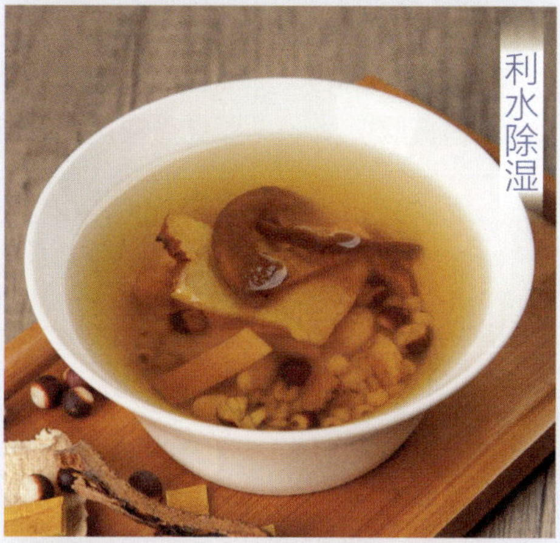

荠菜水

材料 鲜荠菜。

做法

❶ 鲜荠菜晒干，掰成小段，装入大号茶叶罐中。

❷ 每次取 10～30 克，用沸水冲泡，闷 10 分钟左右即可。

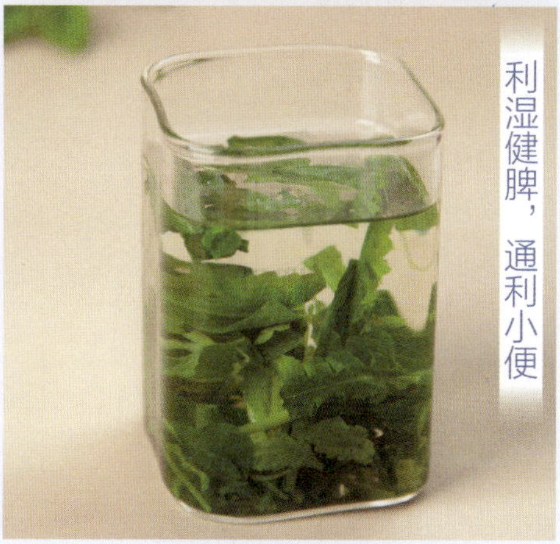

老年糖尿病

血糖的控制目标宽松点

老年人的血糖相比于年轻人的血糖更难管理。老年糖尿病患者因年龄大、病程久、并发症多等因素，如果按照年轻人的标准严格控制血糖，很容易发生“不易察觉的低血糖”，即血糖已经很低，却没有心慌、冷汗等预警反应，这种情况下极易造成低血糖昏迷，使长久以来的控糖效果前功尽弃。所以，老年人不妨将控血糖的标准放宽，以达到持久且良好的控糖效果。

老年糖尿病患者的控糖控压标准

患者临床特点 / 健康状况	合理的糖化血红蛋白目标	空腹或餐前血糖（毫摩 / 升）	睡前血糖（毫摩 / 升）	血压（毫米汞柱）
健康（合并较少的慢性疾病，完整的认知和功能状态）	<7.5	5.0 ~ 7.2	5.0 ~ 8.3	<140/90
复杂 / 中等程度的健康（多种并存的慢性疾病或 2 项以上的日常活动能力受损，或轻到中度的认知功能障碍）	<8.0	5.0 ~ 8.3	5.6 ~ 10.0	<140/90
非常复杂 / 健康状况较差（需要长期护理，慢性疾病终末期，或 2 项以上的日常活动能力受损，或轻到中度的认知功能障碍）	<8.5	5.6 ~ 10.0	6.1 ~ 11.1	<150/90

注：该表格参考《老年 2 型糖尿病慢病管理指南（2023 年版）》

每 3 个月综合评估一下身体状况

了解血糖控制水平

目的：要求和督促患者自测血糖，获知血糖变化特点及是否发生其他合并症，为调整降糖方案打好基础。

评估方式

- ☑ 总体水平：糖化血红蛋白水平≥ 6.5%。
- ☑ 实际血糖波动情况：幅度大小和影响因素。
- ☑ 血糖变化的特点：以空腹和餐后血糖升高为主，是短期还是长期高血糖。
- ☑ 影响血糖控制的因素：饮食和运动情况、现有降糖药治疗方案（剂量、方法）和低血糖发生的风险等。
- ☑ 进行身高、体重（计算 BMI）、腰围、血压测定，鼓励患者学会自己测量脉搏（不仅是桡动脉，也可以触摸足背动脉搏动）。

了解自身糖调节能力

目的：便于结合病程、血糖变化情况了解患者胰岛 β 细胞分泌水平和胰岛素抵抗程度，以便选择合适的降糖药。

评估方式

- ☑ 血糖监测同步测定血浆胰岛素和 C 肽浓度。

饭菜宜软，食量宜少，质量宜好

饭菜宜软。老年糖尿病患者牙齿常有松动和脱落的现象，咀嚼力变弱，消化液和消化酶分泌量减少，胃肠消化功能降低，因此饭菜质地以软烂为好，可采用蒸、煮、炖、烩等烹调方法。尽量避免选择膳食纤维较粗、不易咀嚼的食物。

食量宜少。古人常说“饭吃八分饱，少病无烦恼”，也就是说每顿饭不要吃得过饱。如果长期贪多求饱，会增加胃肠道负担，不利于控血糖。

质量宜好。老年糖尿病患者需要较多的蛋白质来弥补身体消耗。应选择鸡肉、鱼虾、猪瘦肉、大豆及其制品和蛋奶制品来补充优质蛋白质。

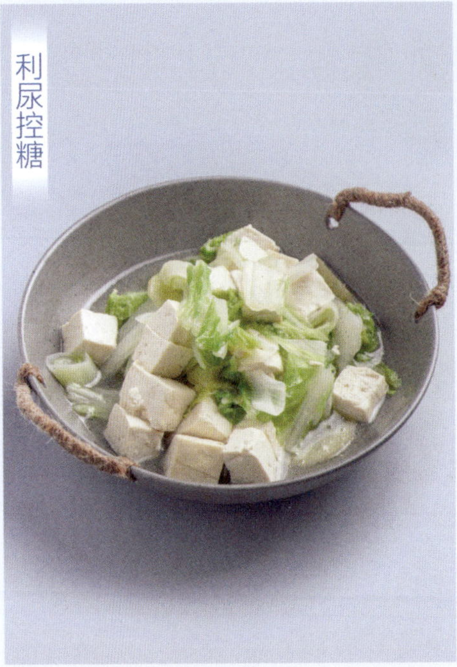

大白菜炖豆腐

材料 大白菜、豆腐各 300 克。

调料 葱段、姜片各 5 克，大料、生抽各适量。

做法

❶ 大白菜洗净，切片；豆腐洗净，切块。

❷ 倒油烧热，放入葱段、姜片、大料炒香，加入大白菜片、生抽翻炒后，倒入适量清水没过大白菜片，加入豆腐块炖熟即可。

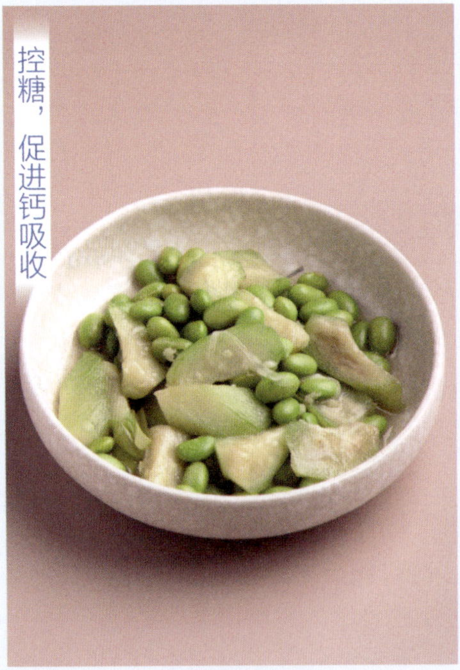

毛豆烧丝瓜

材料 丝瓜 250 克，毛豆 100 克。

调料 葱丝、姜末、盐各 3 克，水淀粉少许。

做法

❶ 丝瓜去皮，洗净，切块；毛豆剥粒，洗净。

❷ 锅内倒油烧热，煸香葱丝、姜末，放毛豆粒，加适量清水烧 10 分钟，盛出备用。

❸ 油锅再次烧热，下丝瓜块炒软，倒毛豆粒，加盐，用水淀粉勾芡即可。

蔬菜鸡蛋饼

材料 西葫芦150克，胡萝卜120克，鸡蛋1个，面粉50克，杏仁粉30克。

调料 葱花5克，盐1克。

做法

1. 西葫芦、胡萝卜洗净，擦成丝。
2. 面粉中加入杏仁粉、鸡蛋、西葫芦丝、胡萝卜丝、葱花、盐，倒入适量水，搅拌均匀成糊状。
3. 平底锅置火上，倒油烧热，将蔬菜面糊均匀地铺在锅底，煎至两面金黄、熟透，盛出即可。

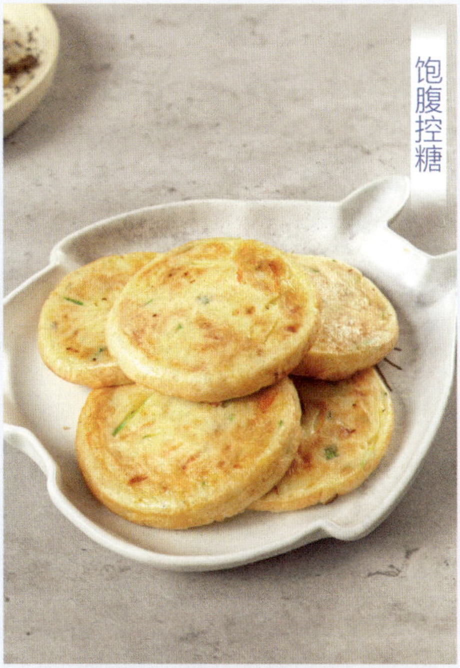

什锦面片汤

材料 饺子皮80克，番茄150克，土豆、小油菜各100克，鸡蛋1个，午餐肉15克。

调料 盐适量。

做法

1. 番茄洗净，切片；土豆洗净，去皮，切片；鸡蛋打散，搅打成液；小油菜洗净；午餐肉切片；饺子皮切片。
2. 锅中倒油烧热，倒入鸡蛋液炒散，放入土豆片、番茄片煸炒匀，倒入适量开水，大火煮开，放入面片，转中火煮至面片熟，放入小油菜、午餐肉略煮，调入盐搅匀即可。

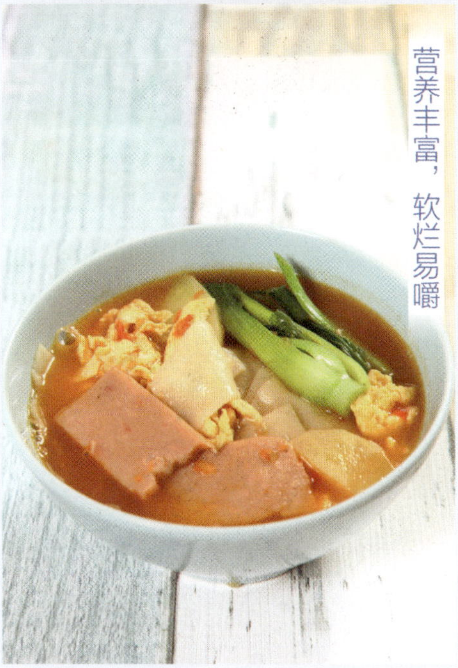

特色茶饮方

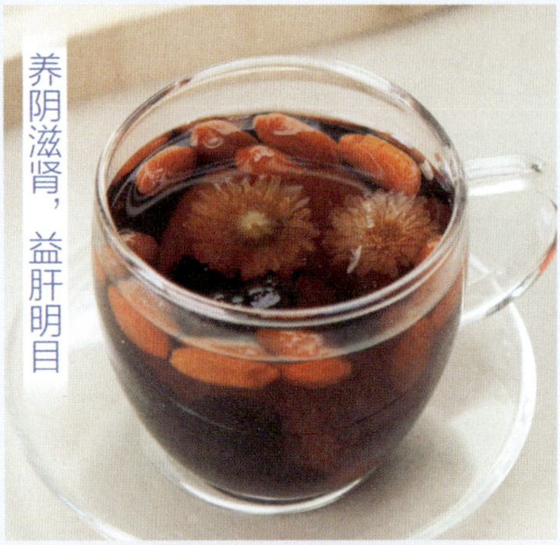

菊花三子茶

材料 菊花 15 克，枸杞子、桑葚、决明子各 30 克。

做法 将上述材料放入锅中，煮水代茶饮用即可。

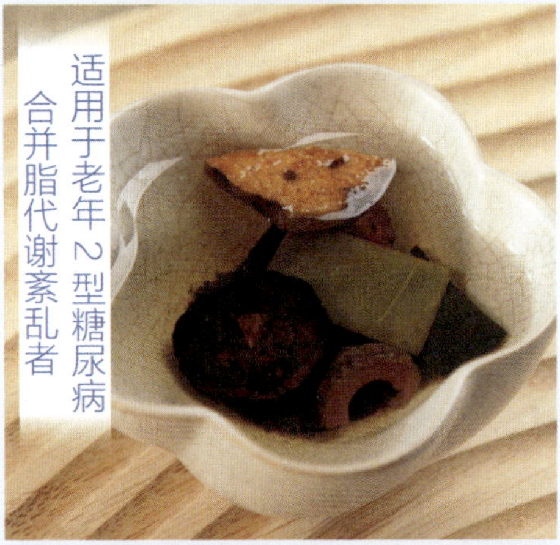

山楂化浊茶

材料 焦山楂 30 克，大腹皮 15 克，冬瓜皮、车前子、泽泻各 10 克。

做法 将上述材料放入锅中，煮水代茶饮用即可。

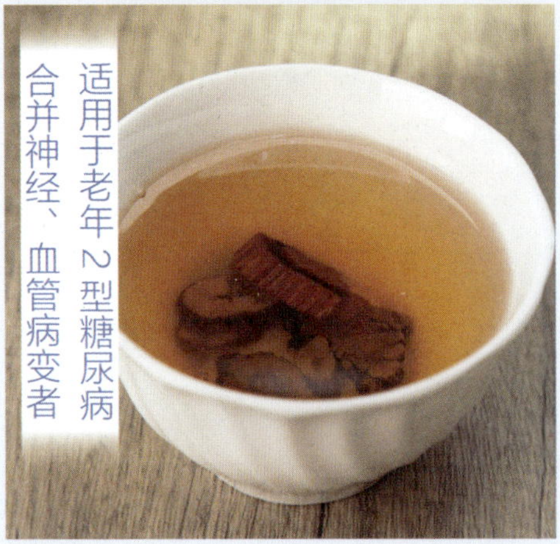

益气通脉茶

材料 蜜黄芪、丹参、鸡血藤、酒川芎各 15 克。

做法 将上述材料放入锅中，煮水代茶饮用即可。

第七章

顺应天时，糖尿病四季养生法

春季
肝失疏泄，调节情志稳血糖

中医养生讲究“四季侧重”，春主生，养肝；夏主长，养心、脾；秋主收，养肺；冬主藏，养肾。春季是人体阴阳交替、阳气生发、生机蓬勃的季节，所以春季应以养肝为先，宜多甘少酸，调节情志。

饮食宜多甘、少酸，养阳助升发

1. 适当多食顺应季节的蔬菜，如春笋、香椿、榆钱、韭菜、豆芽等。

2. 可适当选择部分甘味食物。甘味食物一般具有补脾益气、滋养身体的作用，有助于阳气的升发和身体的调养，如山药、燕麦等。但像红枣、南瓜、红薯、糯米等甘味食物，因血糖生成指数较高，糖尿病患者需谨慎食用。

3. 适当减少酸味食物的摄入，因其具有收敛、凝固的作用，不利于阳气生发和肝气疏泄。较为典型的酸味食物有酸菜、酸豆角、话梅等。

注意防感冒、防感染

糖尿病患者抵抗力弱，加上冬春相交之际气温起伏较大，很容易着凉感冒，引起感染，使血糖难以控制。因此，糖尿病患者对于感冒绝不能掉以轻心，必须严加预防。

1. 患者应严格遵循“春捂秋冻”的原则，注意保暖，不能骤减衣服，顺应气候来预防寒气入侵。

2. 平时要保持居室空气流通，在感冒流行期间，不去人多拥挤的公共场所，外出时必须戴上口罩。

3. 可以采用进补（如食用山药、枸杞子等）、穴位按摩等方法，还可以常到宽敞、有日照、空气清新的地方锻炼，以增强体质，提高机体的抗病能力，减少或预防感冒的发生。

控糖食养方

韭菜摊鸡蛋 热菜

材料 韭菜 150 克，鸡蛋 2 个。

调料 盐 3 克。

做法

1. 韭菜择洗干净，切小段；鸡蛋打成蛋液。
2. 将韭菜段放入蛋液中，加盐搅匀。
3. 锅置火上，倒油烧至五成热，倒入韭菜鸡蛋液，摊至熟即可。

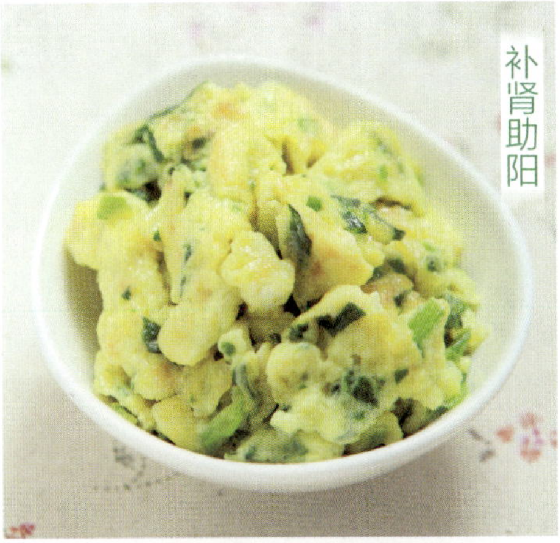

榆钱饭 主食

材料 榆钱 150 克，面粉 25 克。

调料 盐、醋、生抽、蒜泥各适量。

做法

1. 蒜泥、醋、生抽、盐搅成味汁；榆钱洗净，沥干，加面粉、盐调匀，盛到笼屉上。
2. 笼屉上锅，水开后蒸 10 分钟左右，取出，浇上味汁即可。

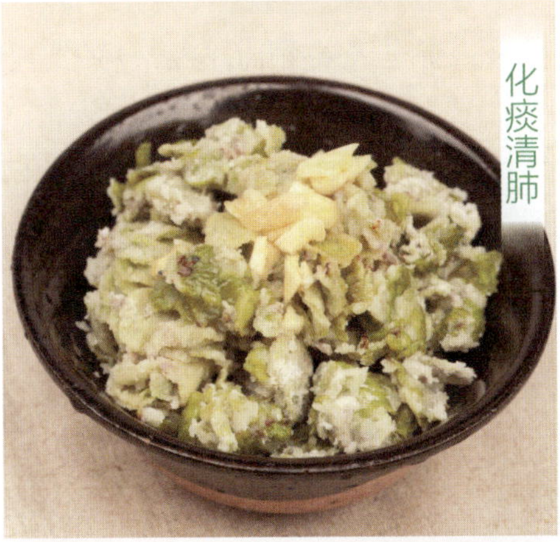

春笋炒香椿 热菜

材料 嫩春笋 100 克，嫩香椿 50 克。

调料 盐、酱油各适量。

做法

1. 春笋洗净，切块；香椿洗净，切末。
2. 锅内倒油烧热，放入笋块，煸炒后倒少量水，加香椿末略煮，加盐和酱油即可。

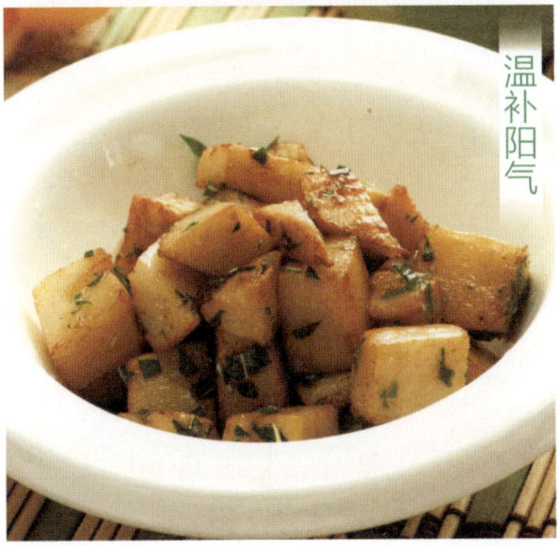

夏季
心火旺盛，心神调养控血糖

夏季天气炎热，容易心火旺盛。中医认为，暑乃夏季主气，暑邪从口鼻而入，主要损伤人体的心脏，且夏季是一年中血糖较低的季节，所以糖尿病患者首先要预防低血糖，其次要注重养心。

饮食清淡，吃些苦味食物，养心控糖

1. 夏季气候炎热，人体消化功能较弱，饮食上要清淡易消化，这样可以帮助糖尿病患者清热解暑、增进食欲，如绿豆汤、冬瓜汤等。

2. 夏季吃些苦味食物，可以帮助去火养心，调控血糖，如马齿苋、苦瓜、莴笋等。

早睡早起，颐养心神

中医认为，夏季养生要早睡早起，注意养阳，这样有利于保护糖尿病患者的心血管健康。夏季的早晨比较凉爽，早起散散步，不仅能颐养心神，推动气血运行，还能起到醒脑的作用。

午睡转眼睛，缓解视疲劳

夏季午睡对糖尿病患者的调养有着重要作用。午睡时，可以转转眼球，不但会提高午睡质量，缓解视疲劳，还能提高下午的身体活力。

具体方法：双目从左向右转 9 次，再从右向左转 9 次，之后紧闭片刻，再迅速睁开眼睛。

控糖食养方

凉拌黄瓜 凉菜

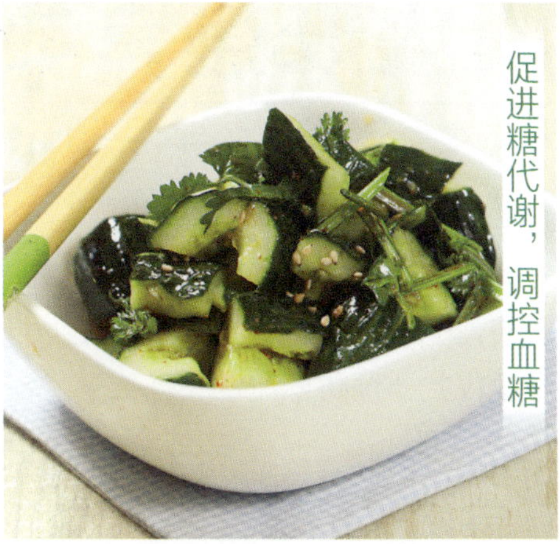

材料 黄瓜150克，熟白芝麻5克。

调料 盐、蒜末、醋、香菜末各适量，香油3克。

做法

1. 黄瓜洗净，拍碎，切块。
2. 黄瓜块置于盘中，加盐、蒜末、醋、香菜末和香油，拌匀，撒上熟白芝麻即可。

蒜泥马齿苋 凉菜

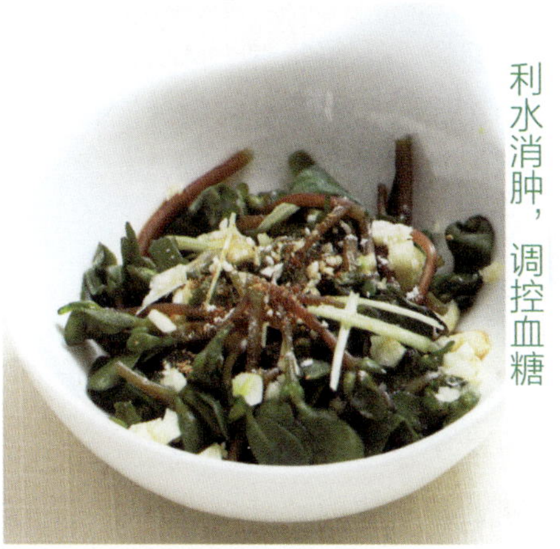

材料 马齿苋300克。

调料 葱丝、蒜泥、盐、香油各适量。

做法

1. 马齿苋择去根部和老叶，洗净，切段，焯水后捞出，沥干。
2. 锅热入油，下葱丝、蒜泥小火煸香，放入盐翻匀，倒在马齿苋上即可。

绿豆汤 汤羹

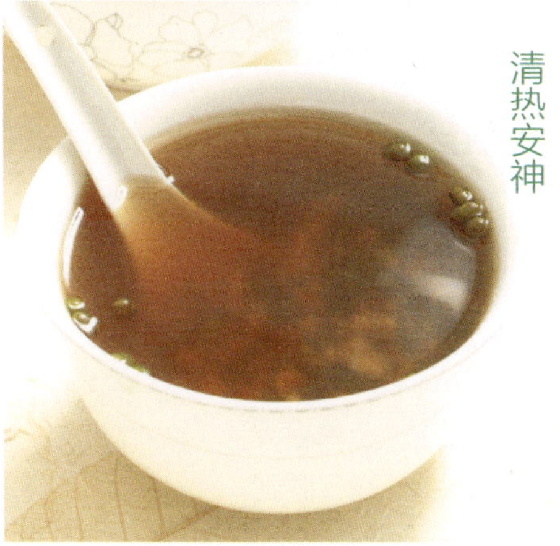

材料 绿豆100克。

做法

1. 绿豆洗净，沥干水分后倒入高压锅中。
2. 在高压锅中加入沸水，煮25~30分钟至绿豆开花即可。

秋季
阴虚燥热，补水养收调血糖

秋季天气干燥，在中医里“燥”作为“六淫”之一，是一种损伤人体的邪气，最容易损伤肺阴。而糖尿病患者多为阴虚燥热的体质，对燥邪更为敏感，所以在秋季尤其要注意润肺防燥。

多食生津润燥、滋阴润肺的食物

1. 饮食上少吃葱、姜、蒜等辛辣食物，以减少身体里的火气；可以多吃些生津润燥、滋阴润肺的食物，如秋葵、茄子、萝卜、冬瓜、芝麻等。

2. 滋阴润燥适宜吃含水分多的食物，如梨、柚子、柑橘等。此外，少吃油炸烧烤食物，如烤羊肉、炸鸡腿等，以免伤津耗液，加重秋燥症状。

调节心情防秋悲

秋天容易使人产生“忧愁”“悲秋”的情绪，尤其是老年人易引起垂暮之感。为此，糖尿病患者可以参加跳舞、唱歌等有益身心的娱乐活动，以走出凄凉低落的心境。

防秋燥宜多补水

秋季天气干燥，容易损伤肺阴，导致口干、咳嗽等，所以糖尿病患者要多补水，保证每日饮水量 1500～1700 毫升。糖尿病患者多喝白开水、菊花枸杞茶、决明子茶、绿茶等，不仅可以起到解渴、利尿的作用，还有助于稀释血液、降低血液黏度，促进血液循环。

葱油萝卜丝 凉菜

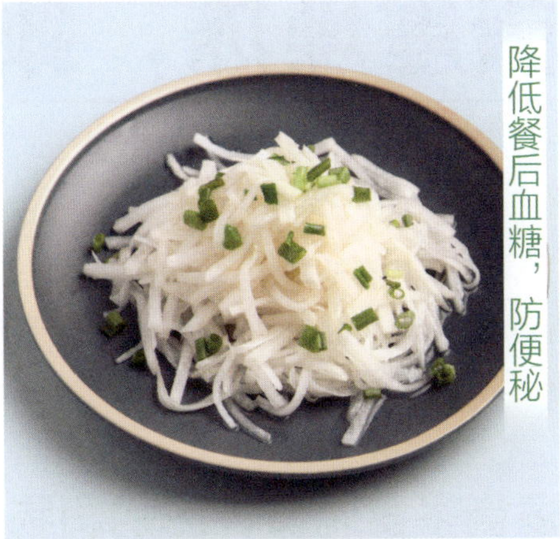

材料 白萝卜300克，大葱丝20克。

调料 盐、香油、葱花各适量。

做法

❶ 白萝卜洗净，去皮，切丝，用盐腌渍，沥水，挤干。

❷ 锅置火上，倒油烧至六成热，下大葱丝炸出香味，浇在白萝卜丝上拌匀，撒上葱花，淋上香油即可。

秋葵炒鸡丁 热菜

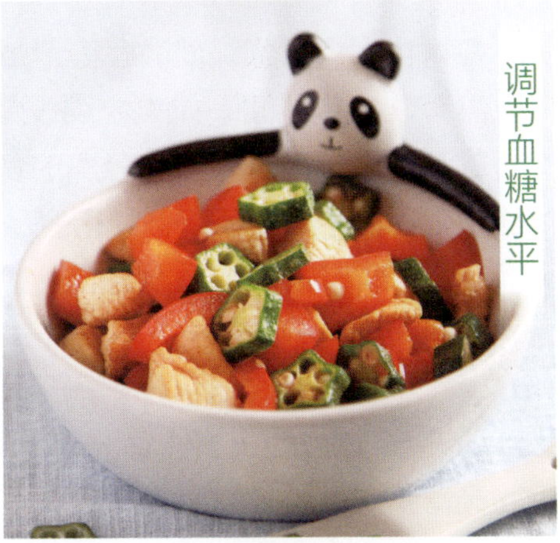

材料 秋葵段150克，鸡胸肉、红彩椒块各70克。

调料 盐、生抽各适量。

做法

❶ 鸡胸肉洗净，切丁。

❷ 锅内倒油烧热，放入鸡丁翻炒至变色，放入秋葵段、红彩椒块炒至断生，淋上生抽，加盐调味即可。

清蒸茄子 热菜

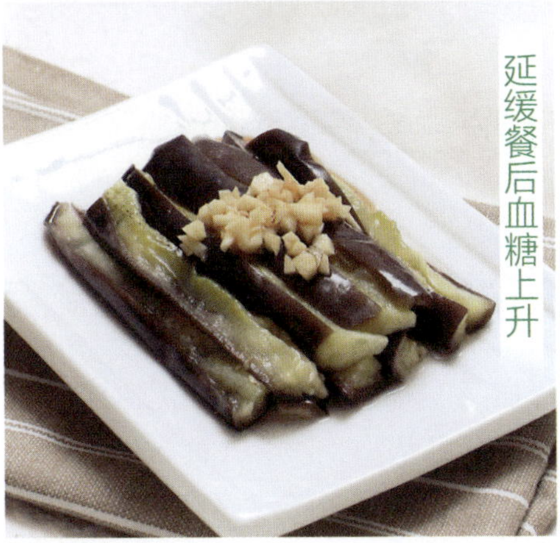

材料 茄子条300克。

调料 蒜末10克，盐2克，醋5克。

做法

❶ 炒锅置火上，倒油烧热，加蒜末、盐、醋炒香，盛出，均匀地浇在茄子条上。

❷ 将茄子条放入蒸锅蒸约15分钟即可。

冬季
天寒地冻，敛阴养阳护血管

冬季天寒地冻，是糖尿病病情最易加重和并发症多发的季节，糖尿病患者尤其要注意调护身体。冬天是养肾的好时节，通过进补养肾，可以使肾“精”更为充盈，让明年身体更好。

适当多食温肾补阳的食物

1. 适当多食温肾补阳的食物，如羊肉、牛肉、鸡肉等，帮助抗寒防病。

2. 多吃应季蔬菜，如大白菜、西蓝花、萝卜等，因为蔬菜含有丰富的膳食纤维、维生素等，热量低、具有饱腹作用，有利于控制血糖。

3. 冬季由于气温下降等原因容易有饥饿感，糖尿病患者可适当增加副食，防止血糖波动，如虾仁、山药、黑豆、牛奶等。

保暖、早睡晚起，让身体的阳气收藏在肾中

冬季气候寒冷，容易使体内儿茶酚胺物质增加，促使血压升高、冠状动脉痉挛，易诱发脑出血、心肌梗死等严重疾病。糖尿病患者要注意防寒保暖，及时添加衣服。

糖尿病患者在冬季早睡晚起，有利于阳气的潜藏和阴精的蓄积，同时也可以避免因严寒刺激诱发心脑血管疾病。

呵护好足部，预防糖尿病足

冬季糖尿病患者要注意呵护好足部，预防糖尿病足，但不宜用电热毯、热水袋等焐脚，忌用取暖器直接烤脚，以免烫伤。如果足部出现水疱、红肿、干裂、割破、抓伤或疼痛，应立即到医院就诊。

控糖食养方

醋熘大白菜 热菜

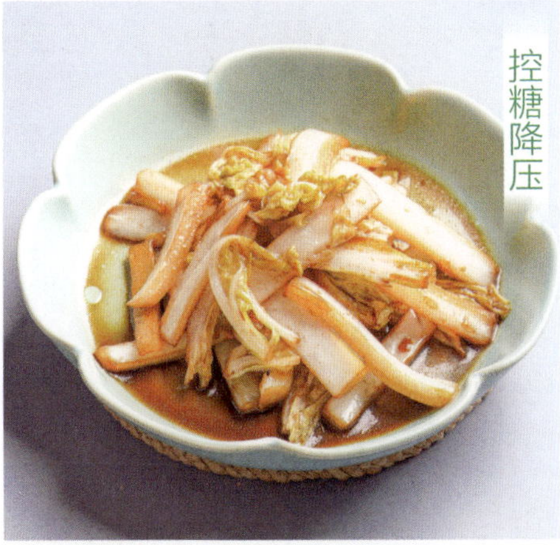

材料 大白菜 240 克。

调料 醋、盐、葱花、花椒各适量。

做法

❶ 大白菜洗净，切段。

❷ 锅内倒油烧热，下花椒、葱花炸至表面变黑，捞出，放大白菜段翻炒至熟，出锅前加醋、盐调味即可。

虾仁山药炒西蓝花 热菜

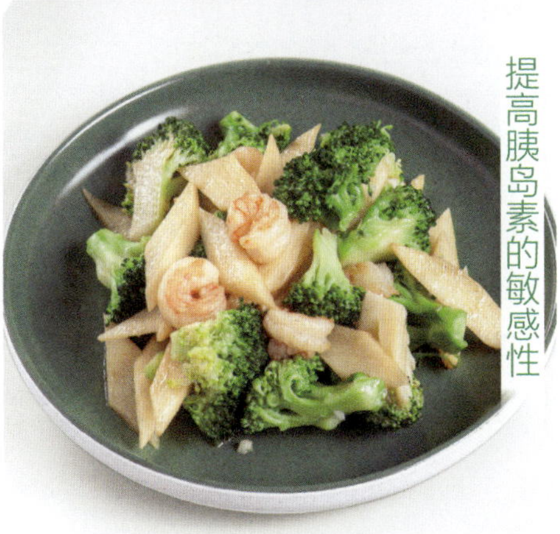

材料 虾仁、西蓝花块、山药片各 150 克。

调料 葱末、姜末、料酒、盐各适量。

做法

❶ 虾仁用料酒腌渍 10 分钟；所有材料分别焯水捞出。

❷ 锅内倒油烧热，炒香葱末、姜末，加虾仁、西蓝花块、山药片翻炒均匀，加盐调味即可。

萝卜炖羊肉 热菜

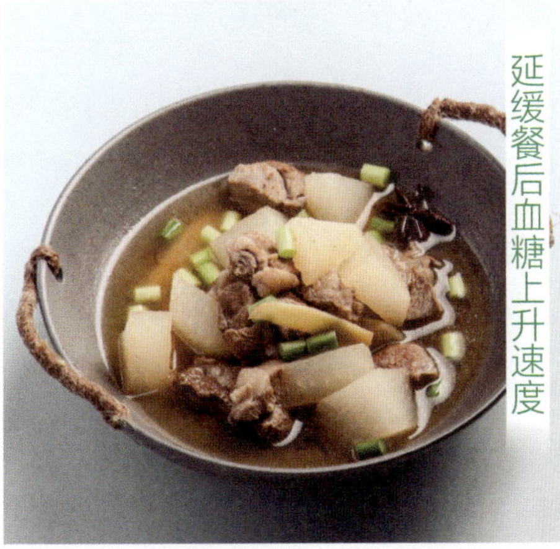

材料 白萝卜块、羊肉块各 200 克，蒜薹段 20 克。

调料 姜片、大料、酱油、盐各适量。

做法 锅内放油烧热，放入姜片、大料、羊肉块爆炒出香味，再放入适量热水炖至羊肉快熟时，加入白萝卜块、盐、酱油炖至入味，放入蒜薹段略煮即可。

专题

大自然给予的四季控糖食材

天候有四季，这是大自然的规律，人也应该顺应四季的变化进行养生调理。对于糖尿病患者来说，和时节同步，食用大自然给予的四季控糖食材，可以更好地帮助调养糖尿病。

春季

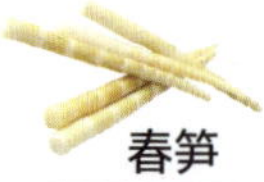

春笋
改善糖代谢

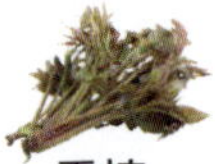

香椿
延缓血糖上升速度

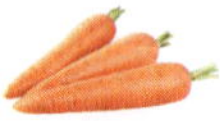

胡萝卜
健脾胃，控血糖

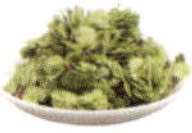

榆钱
安神助眠

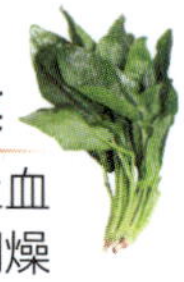

菠菜
养血止血
滋阴润燥

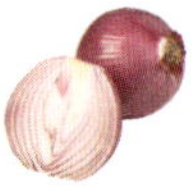

洋葱
活血化瘀

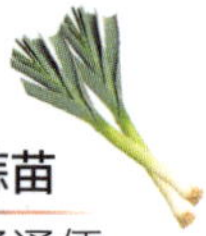

蒜苗
润肠通便

夏季

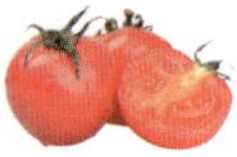

番茄
改善胰岛功能

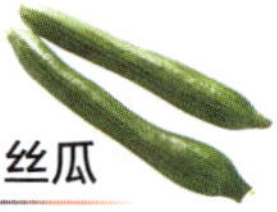

丝瓜
生津止渴

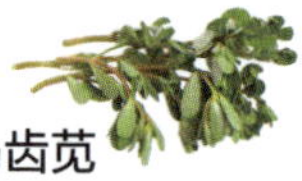

马齿苋
利水消肿

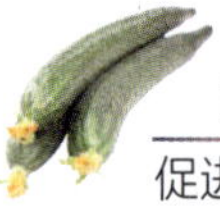

黄瓜
促进糖代谢

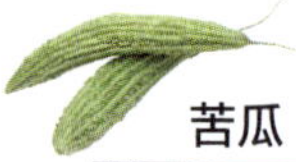

苦瓜
控制餐后血糖

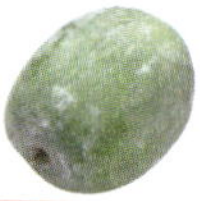

冬瓜
抑制糖类转化

秋季

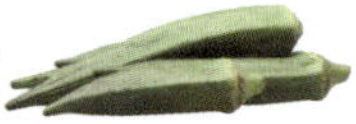

秋葵
减缓糖分吸收

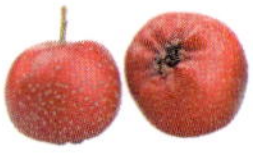

山楂
健脾助运
提高代谢

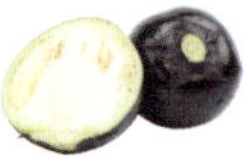

茄子
保护胰岛细胞

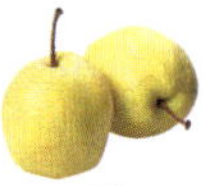

梨
滋阴润肺

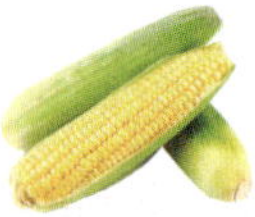

玉米
调节胰岛素分泌

冬季

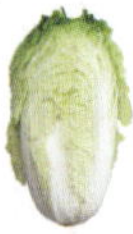

大白菜
控制餐后血糖上升

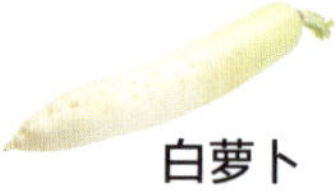

白萝卜
润燥止渴

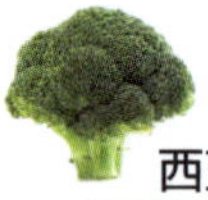

西蓝花
抗氧化，控糖

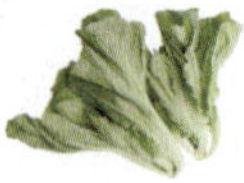

芥菜
养心控糖

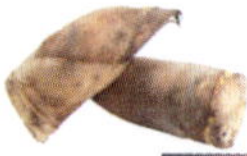

冬笋
帮助血糖稳定

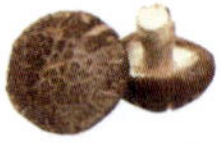

冬菇
护肝益脾

第八章 糖尿病的运动疗法和传统功法

安全有效的控糖运动要点

运动前需要注意什么

糖尿病患者在运动锻炼之前，应该到医院进行一次全面系统的检查，包括血压、血糖、糖化血红蛋白、心电图、眼底、肝肾功能以及神经系统的检查，还要进行病史询问。

运动锻炼时，要穿宽松、舒适的衣裤，以防止身体暴晒、中暑；要选择合适的鞋袜，尤其要注意鞋袜的密闭性和透气性；应选择安全的运动场地；寻找合得来的运动伙伴；应随身携带糖尿病救助卡以及用于纠正低血糖的食品，如糖块、饼干等。

如何把握运动强度和运动时间

运动强度

最简单的方法就是数运动时的脉搏数（即心率）来衡量运动强度。

一般来说，运动时的心率以达到最大安全运动心率的60%～70%为宜，即运动后心率（次/分）=170-年龄。比如，患者年龄60岁，运动心率达到110次/分时则不应再继续增加运动强度，持续30分钟即可。

运动刚结束时数脉搏（心率）15秒，再乘以4即得出1分钟的脉搏数。如果运动后时间稍长，在查出的脉搏数上再加10，就是运动时的心率了。

运动时间

餐后1小时是最佳的运动时间，可以通过运动稳控血糖。但早餐前血糖高的，可在早餐前运动；单纯使用短效胰岛素的患者，不要在注射后1～2小时进行运动，这时胰岛素作用强，运动又会加强其作用，容易导致低血糖。

刚开始运动时时间可以短一些，以后逐渐延长，最终达到每次有效运动20～30分钟，每天1～3次。

居家就能做的拯救高血糖运动

原地登山跑，锻炼心肺

功效： 锻炼心肺功能，促进血液循环。

1. 俯身成俯卧撑状，保持身体平直。

2. 利用腿部肌肉带动单脚膝盖抬起，往前靠近胸部，往后放下，并换另一只脚抬起，重复动作。

1

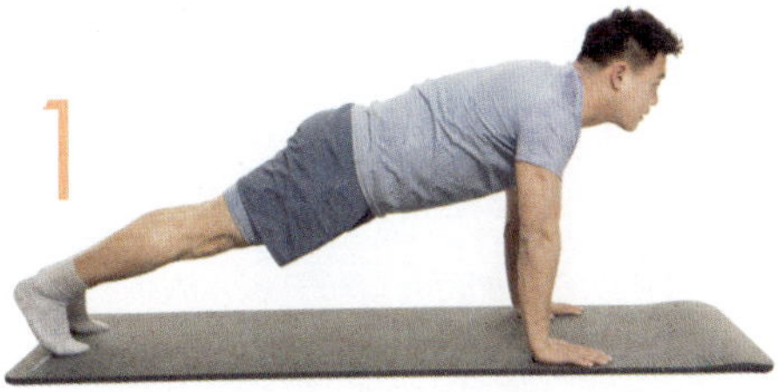

2

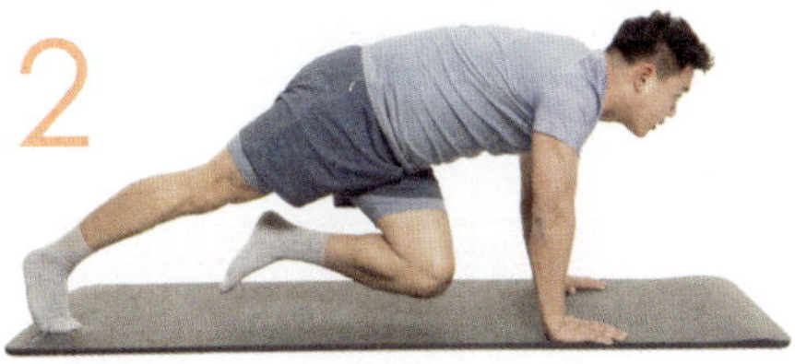

负重深蹲，增肌强血管

功效： 促进血液循环，减轻体重。

1. 双脚间距略宽于肩，双手握哑铃，脚尖微微向外，保持身体稳定；抬头挺胸直视前方。

2. 膝盖和脚尖在垂直方向呈一条直线，向下深蹲，同时双臂平伸，深蹲到大腿和小腿呈 90 度夹角或更低位置即可。

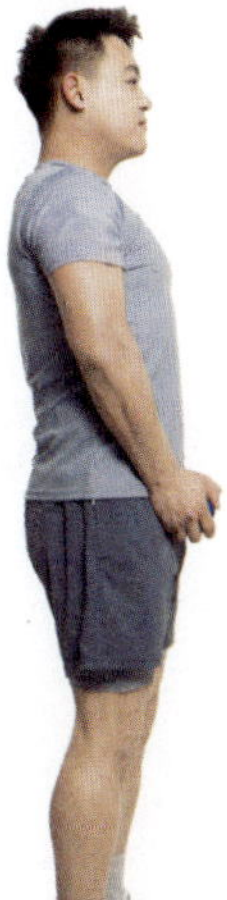

1

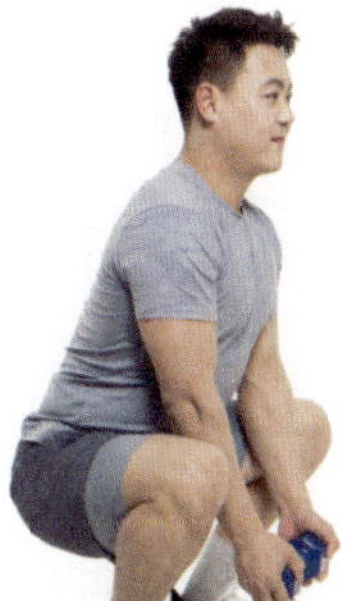

2

开合跳，控糖瘦身更轻松

功效：燃烧脂肪，稳定血糖。

1. 站姿跳跃，双脚往外张开约1.5个肩宽，双手往头顶方向击掌，注意手肘尽量伸直在头部两侧夹紧，可同时使身体往上延伸。

2. 再跳一次后双脚并拢，双手拍大腿两侧，注意身体仍要往头顶方向延伸，尽量不要驼背。

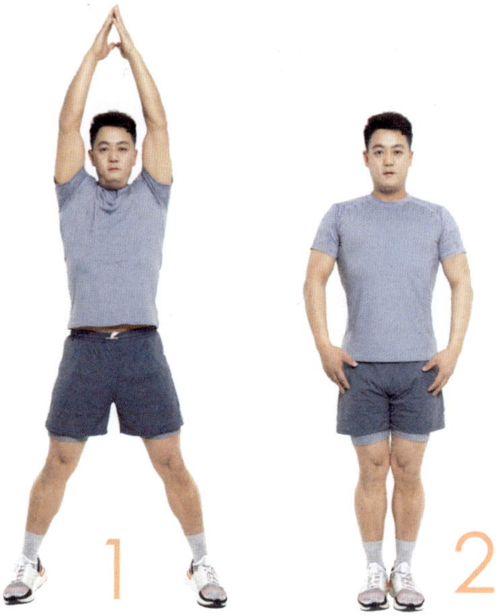

站立提踵，促进血液循环

功效：提高免疫力，缓解疲劳。

1. 双手垂在体侧，挺直腰背、目视前方，吸气，右腿抬起置于左腿后侧，轻轻抬起左脚后跟，尽量保持身体平衡，保持均匀的呼吸。

2. 慢慢恢复至初始位置，换另一侧重复1的动作。

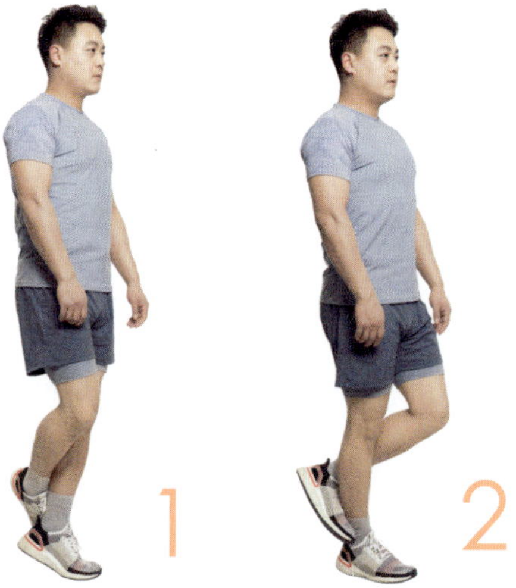

室外有氧控糖运动

大步快走，消耗更多热量

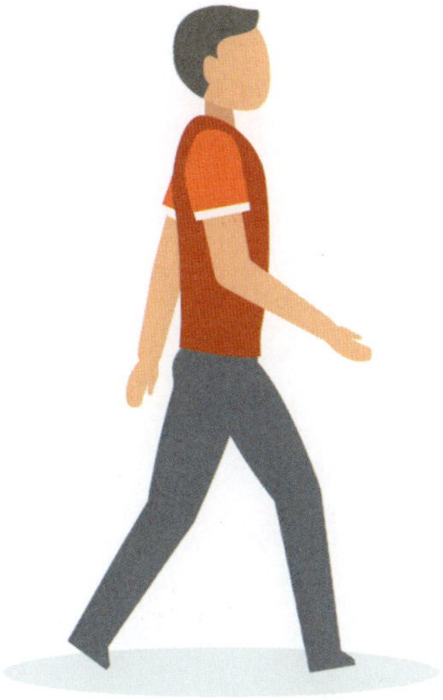

功效：燃烧脂肪，改善动脉粥样硬化。

1. 抬头，眼睛平视前方，双肩放松，肩与臀保持在同一条与地面垂直的直线上。

2. 肘关节自然弯曲，以肩关节为轴前后摆动，跟随步子的节奏前后摆动。

3. 速度加快后，摆动幅度也可随之增大。

慢跑，控体重、控血糖

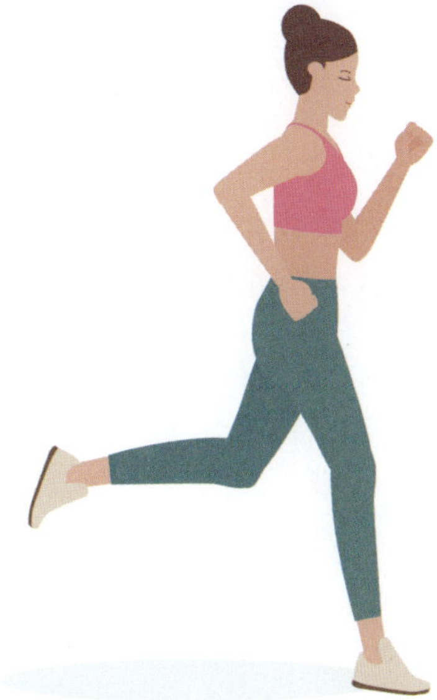

功效：燃烧脂肪，改善动脉粥样硬化。

1. 跑步时，步伐轻快有弹性，脚掌柔和着地，身体重心起伏小，左右晃动小，步幅小，动作要均衡，跑在一条直线上。

2. 呼吸与跑步的节奏要相吻合，一般是二步一呼、二步一吸；也可三步一呼、三步一吸。呼吸时，要用鼻和半张开嘴的方式同时进行。

3. 摆臂时肩部放松，弯曲约呈 90 度。摆动的幅度不要太大，用力不要过猛，前摆时稍向内。

骑车，改善糖代谢

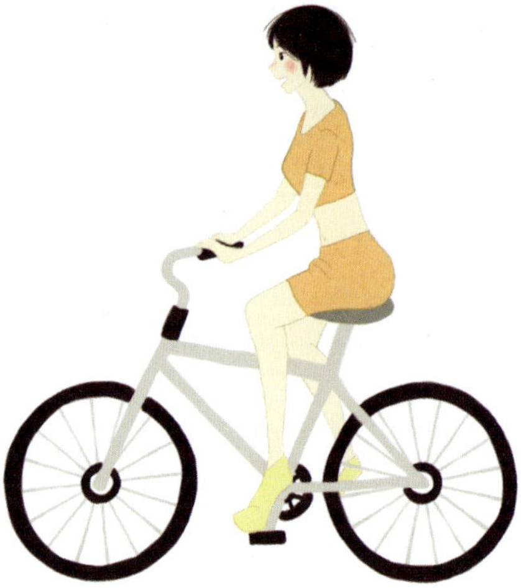

功效：改善糖代谢，控制血糖水平。

1. 骑自行车前需要做简单的热身运动。运动量一定要适中，每次骑车至少30分钟，但不要超过60分钟。

2. 骑行时上身要放松，以避免引起肩膀和脖子酸痛。身体不要压得过低，臀部受力要均匀。

打羽毛球，提高胰岛素敏感性

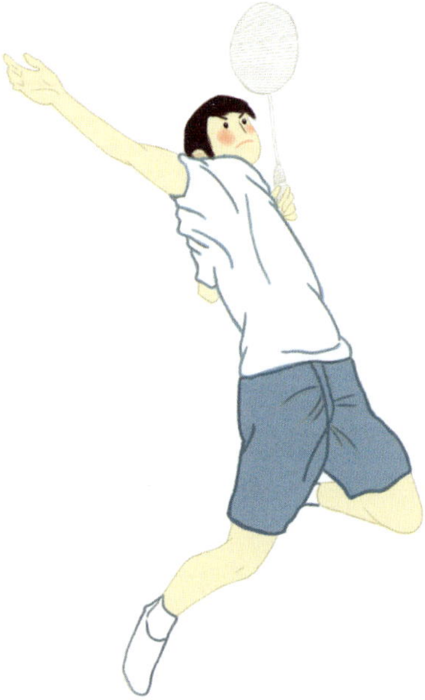

功效：提高胰岛素敏感性，减轻胰岛素分泌的负担。

1. 握羽毛球拍的手臂尽量放松，击球时背部要挺直，手臂要张开。

2. 接球时身体要快速移动，击球要快，一定要力争在身体上方击球，不要等球落到颈部的时候才出手。

八段锦，为血糖保驾护航

练习八段锦可增加热量消耗，减轻体重，舒缓情绪，改善胰岛素抵抗，使血糖得到良好的控制。

预备式

并步站立，头正颈直，两臂垂于体侧。左脚开步，与肩同宽。随着吸气，两臂内旋、侧起。随着呼气，画弧合抱于腹前，微屈膝。练习过程保持顺畅呼吸。

第一式：两手托天理三焦

这个动作可有效抻拉手臂、肩背，同时，双臂反复上举、下落，还可锻炼肘关节、肩关节和颈部。

操作方法

1. 两手在腹前交叉，继而上托至胸前。

2. 翻掌上撑，目视两手。两臂继续上撑，腰背竖直，目视前方，保持2秒钟。

3. 两臂从两侧下落至腹前，指尖相对、掌心向上，微屈膝下蹲。

4. 接着做同样动作，共6次。

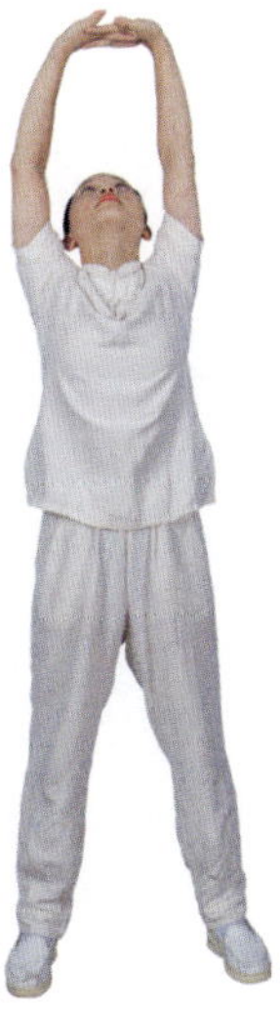

第二式：左右开弓似射雕

该动作通过“左右开弓”的姿势达到肝肺二脏相互协调、气机条畅的生理作用。

操作方法

1. 左脚向左侧开半步，直立；两手在胸前交叉，左手在外。

2. 左手呈八字掌向左推出，右手呈拉弓形状置于右肩前；同时，马步下蹲；目视左手方向。

3. 起身重心移至右腿，左腿自然伸展；两手变掌，左手位置不动，右手向右前方画弧至与肩同高；目视右手方向。

4. 左脚收回成并步站立，两臂弧形下落至小腹前，指尖相对、掌心向上。

5. 接着做右侧动作，方向相反；一左一右为1次，共做3次。最后一拍，右脚收回，与肩同宽，微屈膝，两手置于腹前。

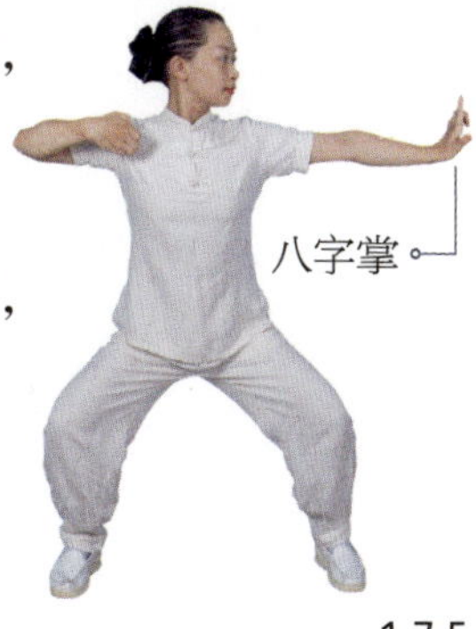

第三式：调理脾胃须单举

这个动作可以牵拉腹腔，对腹腔内脏有一定按摩作用。常做这个动作有助于消化吸收，增加热量消耗。

操作方法

1. 从屈膝状态起身，左手经体前上托于胸前，右手微微上移，左手指尖指向斜上方，右手指尖指向斜下方。

2. 两手同时翻掌，左手上撑、右手下按，目视前方。

3. 屈膝下蹲，左手从体前下落，右手经体前上移，两手同时回到小腹前，指尖相对、掌心向上。

4. 接着做右侧动作，方向相反。一左一右为 1 次，共做 3 次。

5. 最后一拍，左手不动，右手从前下落至右髋旁。

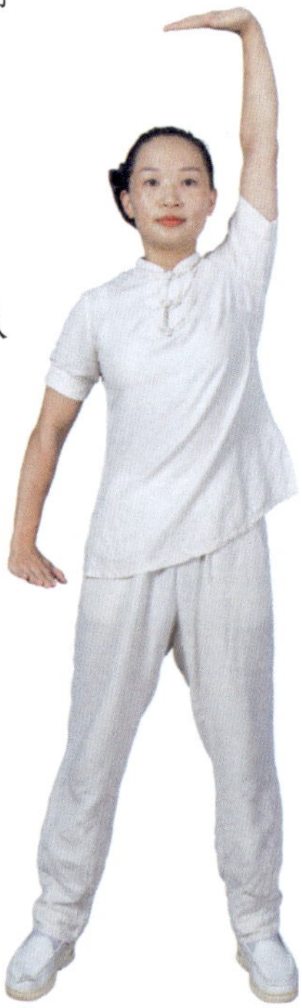

第四式：五劳七伤往后瞧

该动作可以调节大脑与脏腑联络的交通要道——颈椎；同时挺胸，刺激胸腺，有助于增强免疫和体质。

操作方法

1. 从屈膝状态起身，两臂自然向斜下方伸展，掌心向上。

2. 头向左后转；两臂外旋，肩胛骨收紧。

3. 头转正；两臂画弧，于髋关节两侧按掌；屈膝下蹲；同起始动作。

4. 接着做右侧动作，方向相反；一左一右为 1 次，共做 3 次。

5. 最后一拍，两臂弧形下落继而上托至腹前，屈膝下蹲。

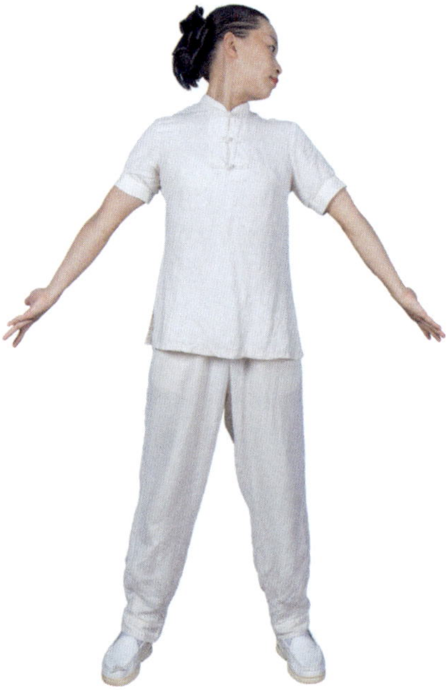

第五式：摇头摆尾去心火

常做这个动作，有助于消除腰部、臀部的多余脂肪，并能舒缓情绪，有益于身体调养。

操作方法

1. 右脚开步，两掌上托至头顶。两掌从两侧下落，置于大腿，虎口朝内，马步下蹲，目视前方。重心微起。

2. 身体右倾，重心移至右腿。身体前俯，目视右脚脚尖。身体前俯，重心移至左腿，目视右脚脚跟。向右前方顶髋，同时头向左、向后绕环 1/4 周。髋关节按照前、左、后的顺序绕环。

3. 头回正，目视前方；同时，髋回正，回到马步姿势。

4. 接着做另一侧动作，方向相反。一左一右为 1 次，共做 3 次。

5. 由马步状态起身，两手从体侧上托，右脚回收至与肩同宽。微屈膝下蹲，两掌从面前下按至腹前，指尖相对。

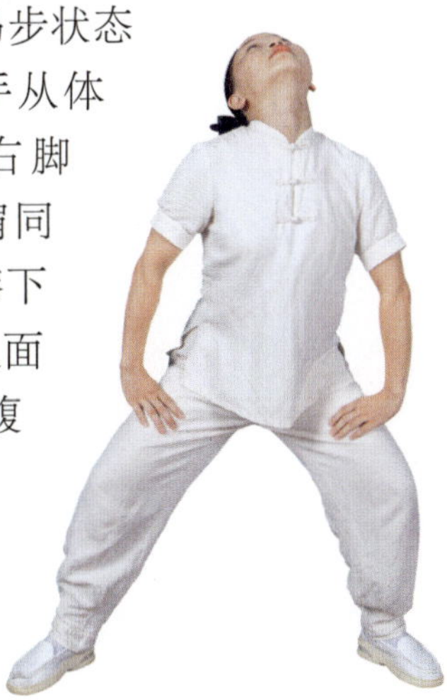

第六式：两手攀足固肾腰

该动作对生殖系统、泌尿系统以及腰背部的肌肉都有调理作用，有助于预防肥胖，调节血糖。

操作方法

1. 转指尖朝前，屈手上举；从屈膝状态起身。两掌指尖相对经面前下按至胸前。

2. 翻掌，变掌心朝上，从腋下向后反穿，继而用掌心摩运后腰至臀部。

3. 体前屈，两掌摩运腿的外侧和后侧，经过两脚外侧，直至盖于脚背上；目视前下方。

4. 两掌前伸，起身挺直，两臂顺势上举，目视前方。共做 6 次。

5. 两手从前方自然下落，指尖朝前，屈膝下蹲。

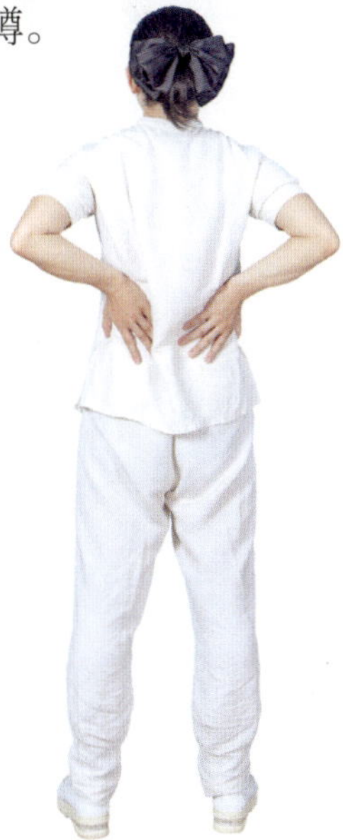

第七式：攒拳怒目增气力

这个动作马步冲拳，怒目瞪眼，可刺激肝经系统，使肝血充盈、调和气血。常做这个动作，能够燃烧腰腿部脂肪，强健筋骨。

操作方法

1. 左脚向左侧开半步成马步，两手握固于腰间，冲左拳。目视左手方向，怒目瞪眼。

2. 左手由握固变掌，拇指一侧朝下、掌心朝左。左臂向左旋，左手抓握往回收，握固于腰间。

3. 接着做右侧动作，方向相反。一左一右为1次，共做3次。

4. 左脚收回成并步站立，两手变掌落于体侧。

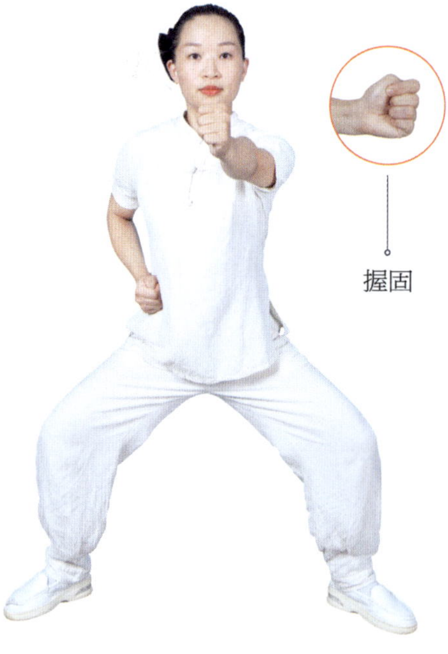

第八式：背后七颠百病消

背后七颠是全套动作的结束。连续上下抖动使肌肉、内脏、脊柱放松，再做脚跟轻微着地振动，起到整理作用。这个动作有助于全身血液循环，对调节血糖有益。

操作方法

1. 提踵。
2. 脚跟下落一半。
3. 脚跟振地。
4. 共做7次。

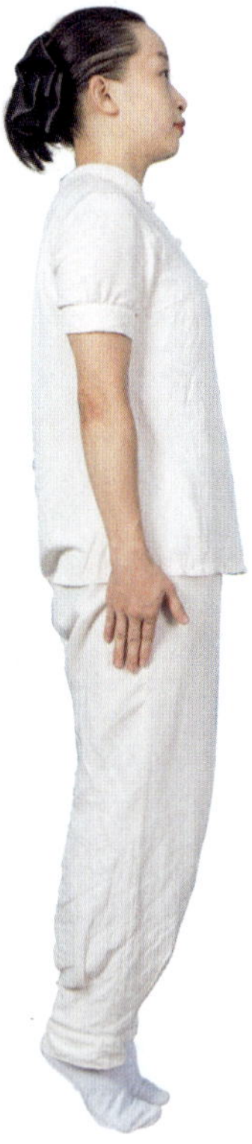

收势

两掌合于腹前，体态安详，周身放松，呼吸均匀，气沉丹田。

第九章 糖尿病自然疗法调养方案

穴位按摩巧控糖

每天按压足三里穴，有助于控糖

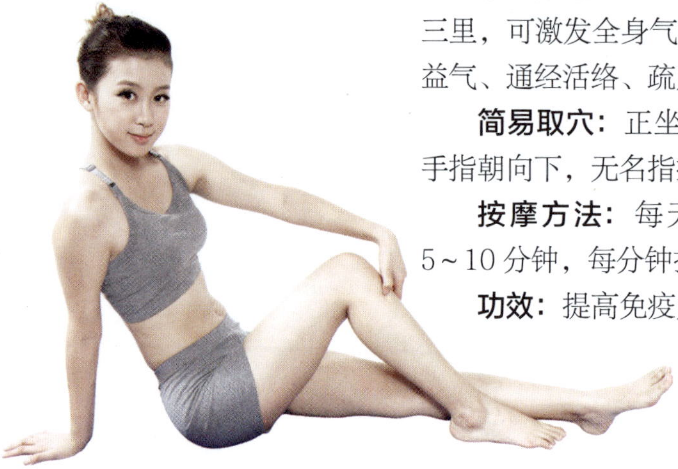

取穴原理： 足三里穴是胃经上的要穴。刺激足三里，可激发全身气血运行，具有调理脾胃、补中益气、通经活络、疏风祛湿的功效。

简易取穴： 正坐，屈膝 90 度，手心对髌骨，手指朝向下，无名指指端处即为足三里穴。

按摩方法： 每天用拇指或中指按压足三里 5～10 分钟，每分钟按压 15～20 次。

功效： 提高免疫力，稳血糖，缓解疲劳。

每天摩揉关元穴 50 次，血糖更平稳

取穴原理： 按揉关元穴，可以温热脾经，促进脾阳的升发，增强脾功能。

简易取穴： 从肚脐正中央向下量 3 寸的位置。

按摩方法： 将一手拇指指腹放在关元穴上，适当用力按揉 30～50 次。揉按力度以感受到微微酸胀为准。

功效： 温热脾经，可用于糖尿病引起的遗尿、尿闭、阴痒、阳痿、早泄等症的治疗。

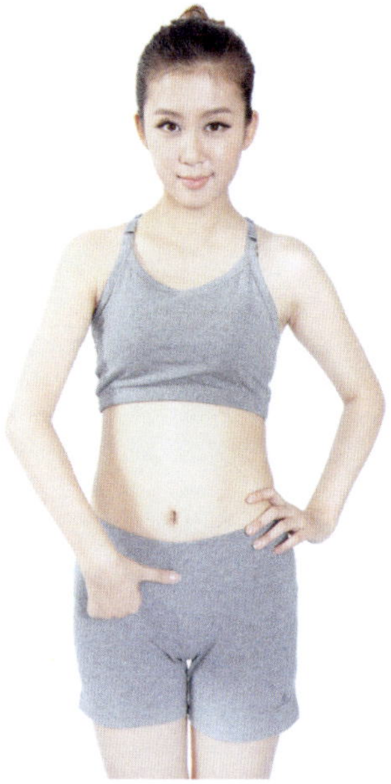

随时多按三阴交穴，辅助控糖很轻松

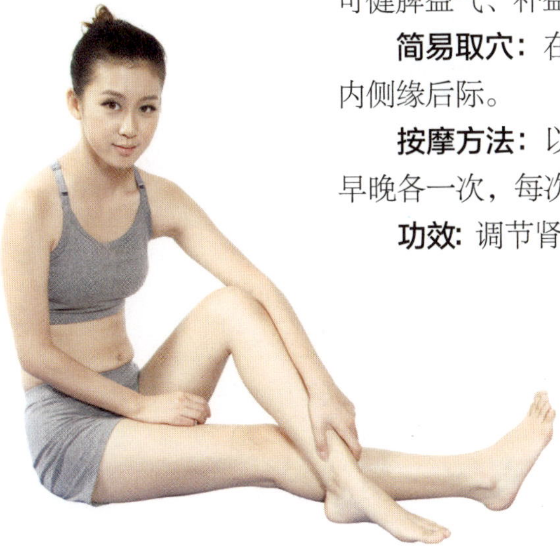

取穴原理：三阴交是肝、脾、肾三经的交会穴，可健脾益气、补益肝肾、清热利湿。

简易取穴：在小腿内侧，内踝尖上3寸，胫骨内侧缘后际。

按摩方法：以大拇指指尖垂直按压穴位，每天早晚各一次，每次左右各按揉1~3分钟。

功效：调节肾、肝、脾三经气血，改善血糖状况。

食指点按承浆穴，缓解口渴不适

取穴原理：为胃经和任脉的交会穴，揉压承浆穴有助于口腔内涌出分泌液。

简易取穴：下唇与下颌之间的中央凹陷处即是承浆穴。

按摩方法：用食指或中指指腹轻轻点按承浆穴1~3分钟。

功效：糖尿病患者口渴时，按压承浆穴可缓解口渴症状。

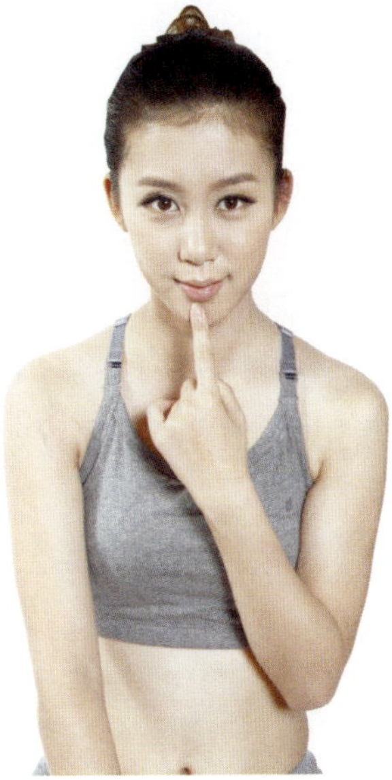

温水泡脚后再按涌泉穴，提高睡眠质量

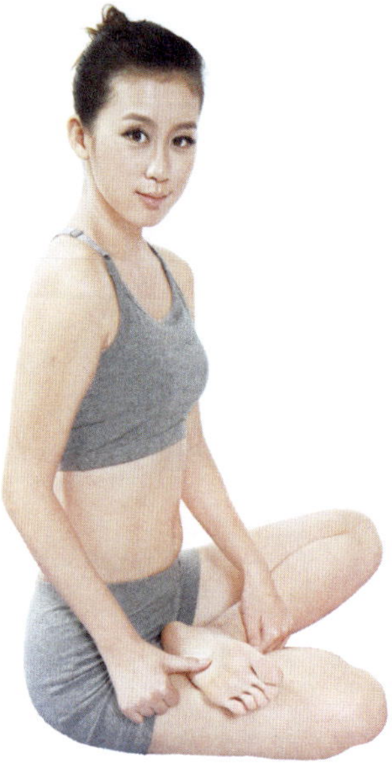

取穴原理： 糖尿病属于肝肾阴虚疾病，按摩涌泉穴可以活跃肾经内气，调理五脏六腑。

简易取穴： 五个足趾背屈曲，足底掌心前面（足底中线前三分之一处）正中凹陷处。

按摩方法： 用拇指指腹按揉涌泉穴 3～5 分钟，按揉至有酸胀感为宜。

功效： 补肾固元、温肾壮阳，帮助疏肝明目，促进睡眠。

中脘穴，健脾和胃、补中益气

取穴原理： 中脘穴是脏腑的会穴，穴居胃脘部，可化痰除湿、健脾和胃，调理胃肠功能。

简易取穴： 在上腹部，脐中上 4 寸，前正线上。

按摩方法： 用拇指或食指指腹按揉中脘穴 3～5 分钟，按揉至有酸胀感为宜。

功效： 健脾和胃、补中安神，缓解糖尿病胃痛、胃胀、消化不良等不适。

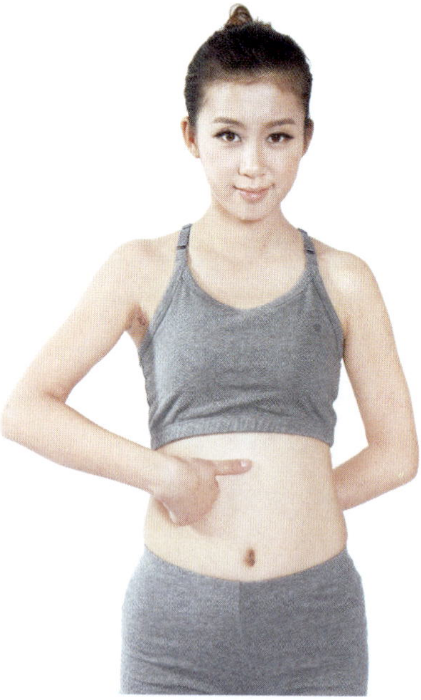

糖尿病艾灸疗法

艾灸阳池穴，通调三焦、益阴增液

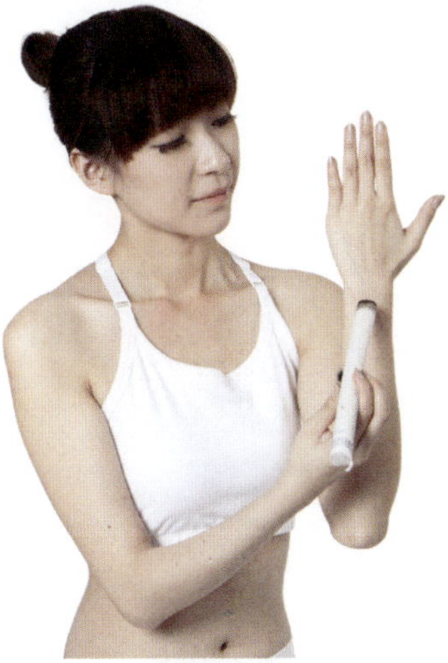

取穴原理：阳池穴为三焦经之腧穴，内通脏腑，外连肢体，可以调节气血运行，促进血液循环。

简易取穴：手背腕横纹的正中，略微靠近腕尺侧。

艾灸方法：用艾条在距离皮肤2~3厘米处悬灸5~10分钟。

功效：舒经活络、散风清热，可以辅助调理糖尿病。

艾灸膀胱俞，通经活络、利水通淋

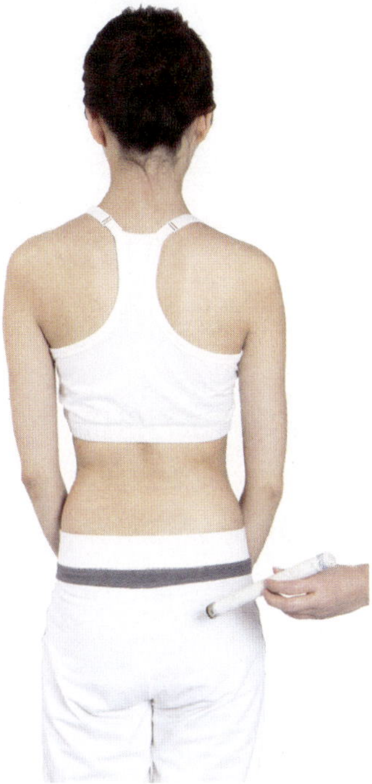

取穴原理：膀胱俞穴位于膀胱经上，为治膀胱疾病要穴。

简易取穴：在骶部，当骶正中嵴旁1.5寸，平第2骶后孔。

艾灸方法：用艾条在距离皮肤2~3厘米处悬灸5~10分钟。

功效：通经活络、利水通淋，缓解糖尿病尿频、尿急等不适。

艾灸脾俞穴，增强脾胃运化功能

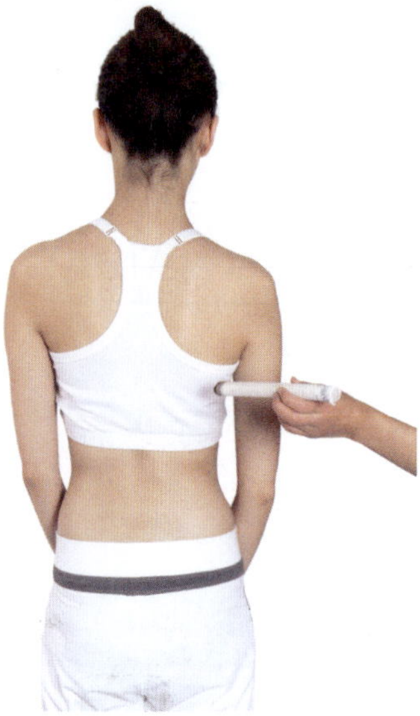

取穴原理：健脾利湿、益气和中，帮助调理胃肠功能。

简易取穴：在背部，当第 11 胸椎棘突下，旁开 1.5 寸。

艾灸方法：用艾条在距离皮肤 2～3 厘米处悬灸 10～15 分钟。

功效：增强脾胃运化功能，协调脏腑功能，改善血液循环，稳控血糖。

艾灸三焦俞，益气补虚强体

取穴原理：通三利焦，促进循环。

简易取穴：在腰部，第 1 腰椎棘突下，后正中线旁开 1.5 寸。

艾灸方法：用艾条在距离皮肤 2～3 厘米处悬灸 10～15 分钟。

功效：通利三焦、疏调水道，缓解糖尿病水肿等。

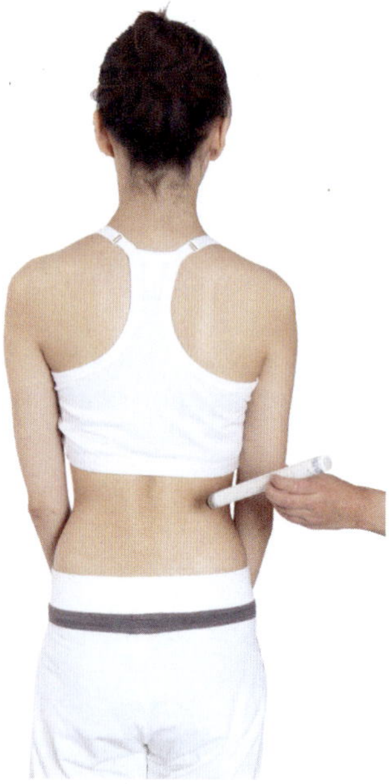